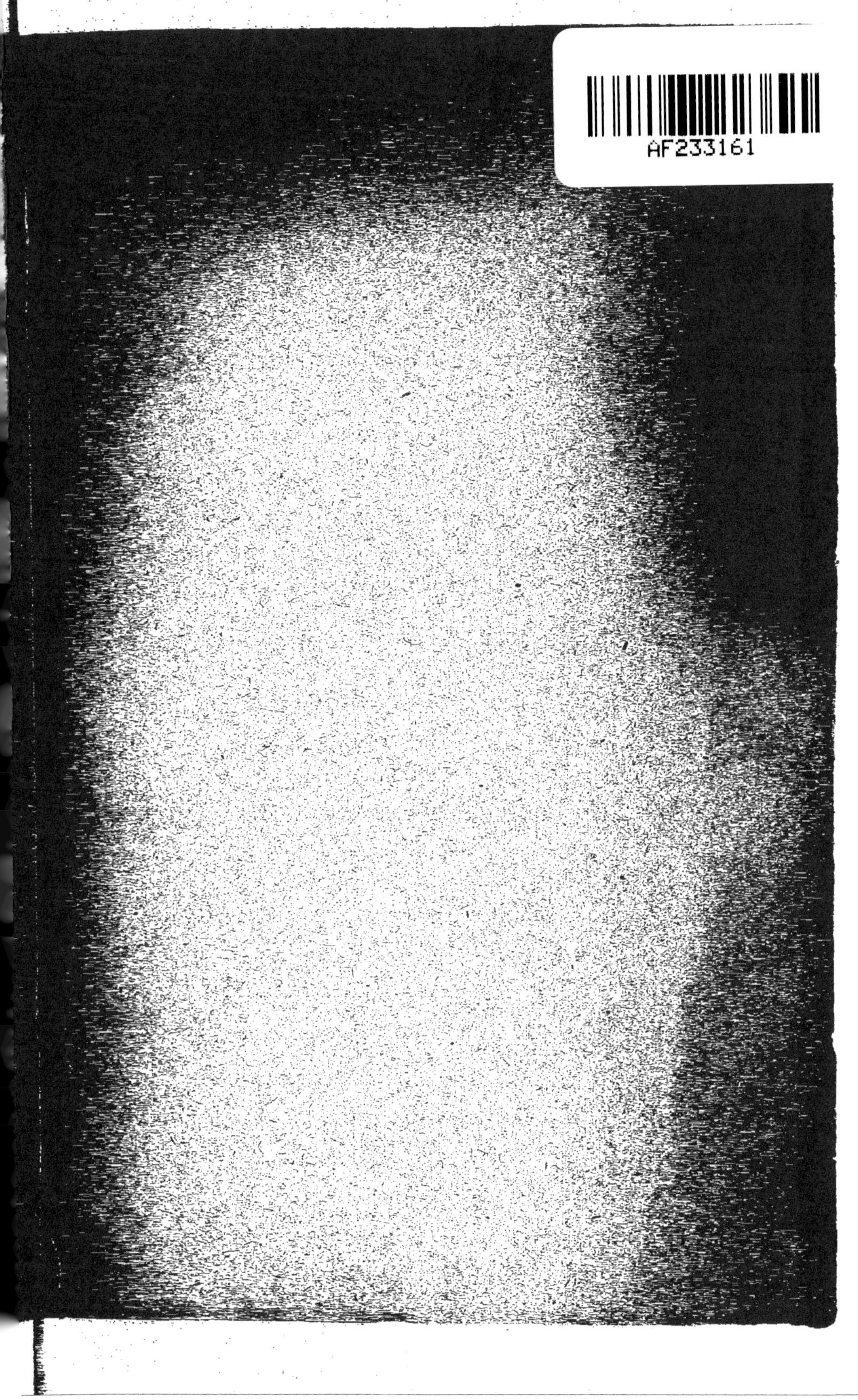
AF233161

DES EMBOLIES PULMONAIRES,

PAR

BENJAMIN BALL,

Docteur en Médecine de la Faculté de Paris,
ancien interne Lauréat des Hôpitaux de Paris,
Lauréat de l'Académie impériale de Médecine,
Vice-Président de la Société médicale d'Observation,
Membre de la Société Anatomique
et de la Société de Botanique de France.

PARIS.

A. COCCOZ, LIBRAIRE-ÉDITEUR,
rue de l'École-de-Médecine, 30.

1862

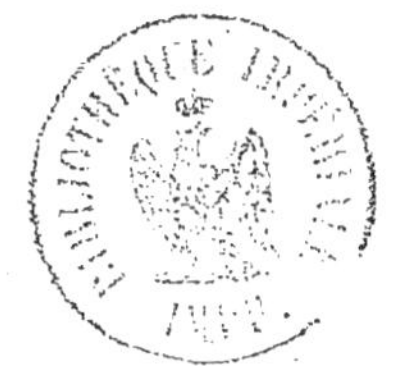

DES

EMBOLIES PULMONAIRES.

PARIS. — RIGNOUX, Imprimeur de la Faculté de Médecine,
rue Monsieur-le-Prince, 31.

DES

EMBOLIES PULMONAIRES,

PAR

BENJAMIN BALL,

Docteur en Médecine de la Faculté de Paris,
ancien Interne Lauréat des Hôpitaux de Paris,
Lauréat de l'Académie impériale de Médecine,
Vice-Président de la Société médicale d'Observation,
Membre de la Société Anatomique
et de la Société de Botanique de France.

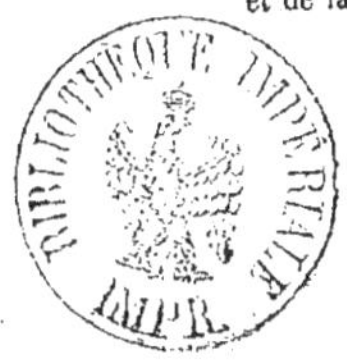

PARIS.

A. COCCOZ, LIBRAIRE-ÉDITEUR,
rue de l'École-de-Médecine, 30.

1862

TABLE DES MATIÈRES.

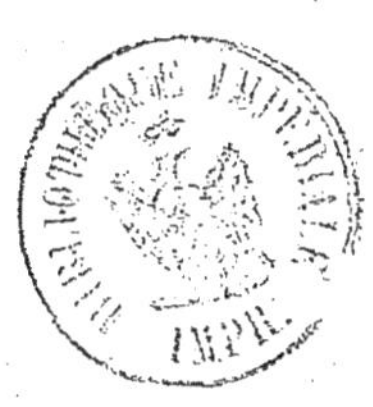

ERRATA.

Pag. 12, lig. 20, *au lieu de* un de ces faits, *lisez* un de ces cas.

Pag. 41, lig. 23, *au lieu de* les adhérences dues aux radicules des polypes, etc. *lisez* les adhérences dues à l'enchevêtrement des radicules des polypes, etc.

Pag. 49, lig. dernière, *au lieu de* l'une, *lisez* une.

Pag. 54, lig. 25, *au lieu de* en se résunissant, *lisez* en se réunissant.

Pag. 55, lig. 29, *au lieu de* abhaudlungen, *lisez* abhandlungen.

Pag. 58, lig. 22, *au lieu de* assez grave, *lisez* assez friable.

Pag. 63, lig. 1, *au lieu de* laissait, *lisez* laissaient.

Pag. 64, lig. 18, *au lieu de* offrait son maximum. Au bout du pied, un œdème, etc. *lisez* offrait son maximum au bout du pied. Un œdème, etc.

Pag. 67, lig. 24, *au lieu de* la sonorité est peu exagérée, *lisez* la sonorité est un peu exagérée.

Pag. 90, lig. 5, *au lieu de* le malade, *lisez* la malade.

Pag. 96, lig. 26, *au lieu de* bronche, *lisez* branche.

Pag. 97, lig. 15, *au lieu de* fait, *lisez* faisait.

Pag. 98, lig. 6, *au lieu de* avons, *lisez* avions.

Pag. 99, lig. dernière, *au lieu de* la division, *lisez* les divisions.

Pag. 100, lig. 4, *au lieu de* voit, *lisez* voyait.

Pag. 103, lig. 13, *au lieu de* creux, *lisez* creusé.

Pag. 104, lig. 18, *au lieu de* par embolie. En pareil cas, Virchow rapporte, etc., *lisez* par embolie en pareil cas. Virchow rapporte, etc.

Pag. 111, lig. 19, *au lieu de* de, *lisez* du.

Pag. 116, lig. 25, *au lieu de* plus bas, *lisez* plus haut.

Pag. 120, lig. 4, *au lieu de* postérieure, *lisez* antérieure.

Pag. 127, lig. 22, *au lieu de* sacadée, *lisez* saccadée.

— note, *au lieu de* (1), *lisez* (2).

— note, *au lieu de* (2), *lisez* (3).

Pag. 130, lig. 17, *au lieu de* atteints, *lisez* ultimes.

Pag. 138, lig. 6, *au lieu de* un pouls syncopal, *lisez* une pâleur syncopale.

Pag. 140, ligne dernière, *au lieu de* Zeitschift, *lisez* Zeitschrift.

Pag. 144, lig. 12, *au lieu de* portion, *lisez* question.

Pag. 145, lig. 21, *au lieu de* de, *lisez* des.

D ES

EMBOLIES PULMONAIRES.

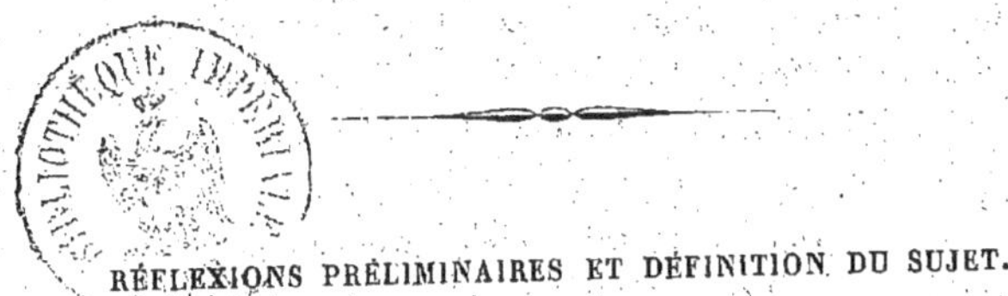

RÉFLEXIONS PRÉLIMINAIRES ET DÉFINITION DU SUJET.

Les obstructions vasculaires, que l'on a presque toujours envisagées comme le résultat d'un travail morbide développé sur le point même où le vaisseau se trouve oblitéré, ne reconnaissent pas constamment une semblable origine. On sait aujourd'hui que le déplacement d'une masse solide entraînée par le courant sanguin peut également leur donner naissance : et depuis les travaux si remarquables de M. le professeur Virchow, on donne le nom d'embolies (1) aux caillots migratoires, qui, dans l'immense majorité des cas, constituent le point de départ des lésions de cette espèce.

Il ne faut point oublier cependant que les éléments les plus divers participent quelquefois à la formation de ces *blocs erratiques*, pour nous servir de l'ingénieuse expression de M. Gubler : les débris d'une tumeur encéphaloïde ou tuberculeuse, les fragments ossifiés d'une valvule du cœur, des plaques athéromateuses ou calcaires, des phlébolithes détachés de leurs adhérences, et jusqu'à des entozoaires ayant pénétré dans l'intérieur des vaisseaux, peuvent également occasionner des obstructions emboliques : nous savons enfin que l'introduction de l'air dans les veines suffit pour déterminer des accidents analogues.

---

(1) Ἔμβολος, *cuneus qui inscritur in aliquid.*

Le mot d'*embolie*, pris dans son acception la plus étendue, semblerait donc s'appliquer aux corps étrangers de toute nature que le torrent circulatoire entraîne avec lui, pour les déposer sur un point plus ou moins éloigné de leur origine : mais, pour suivre les indications de l'étymologie, il ne faut jamais séparer cette expression de l'idée d'une oblitération vasculaire par cause mécanique. S'il en était autrement, il faudrait rattacher à la même famille les globules purulents, les cellules cancéreuses, et les produits septiques, qui donnent lieu si souvent à une infection générale. C'est là, d'ailleurs, un point sur lequel nous reviendrons plus loin : contentons-nous, pour le moment, de rappeler que le courant sanguin imprime à ces masses flottantes deux directions opposées : centrifuges dans le système artériel, rétrogrades dans le système veineux, elles s'éloignent du cœur dans le premier cas, et s'en rapprochent dans le second : on les voit alors s'arrêter soit dans les cavités droites du cœur, soit dans les ramifications de la veine porte, soit dans les divisions du tronc pulmonaire. Ce sont les lésions de cette dernière espèce que nous nous proposons d'étudier dans ce travail : nous croyons cependant devoir y joindre les embolies qui, nées au sein même des poumons, parcourent les veines pulmonaires, pour tomber dans l'oreillette gauche, et sont quelquefois projetées dans la circulation générale.

CHAPITRE Ier.

Partie historique.

L'hypothèse d'un déplacement des caillots formés au sein du système vasculaire a dû être suggérée aux observateurs par les données de la physiologie, longtemps avant d'être fondée sur l'observation clinique : quoi de plus simple en effet que la migration d'un corps solide, accidentellement détaché des parois d'un vaisseau, et projeté dans le torrent circulatoire ? Une fois cette donnée admise, il est aisé de prévoir que l'étroitesse toujours croissante des canaux qu'il parcourt finira bientôt par mettre obstacle à son passage, et qu'il s'arrêtera définitivement à une distance plus ou moins grande de son point d'origine. Il semble donc que la doctrine des embolies, conséquence immédiate de la grande découverte de Harvey, a dû se présenter spontanément à l'esprit de nos prédécesseurs, aussitôt que la circulation du sang a été définitivement admise au rang des vérités scientifiques. Mais les conséquences les plus naturelles d'un grand principe ne sont presque jamais immédiatement comprises : et c'est un demi-siècle plus tard, que la migration des caillots fut signalée pour la première fois.

Dans un travail intéressant sur les polypes fibrineux du cœur, où les signes, le diagnostic et l'étiologie de cette affection sont exposés avec une lucidité remarquable, William Gould (1) fit observer que des fragments détachés des concrétions cardiaques pouvaient quelquefois être propulsés dans l'arbre artériel, pour venir oblitérer complétement des vaisseaux d'un calibre étroit, de manière à suspendre le travail de la nutrition dans les parties correspondantes.

Quelques autres écrivains du xviie siècle ont théoriquement admis la possibilité d'un pareil déplacement, mais sans paraître y attacher beaucoup d'importance. C'est donc à Van Swieten qu'appartient le mérite d'avoir nettement formulé cette idée, au moins par rapport aux obstructions de l'artère pulmonaire. L'illustre auteur des *Commentaires* n'ignorait point l'existence des embolies artérielles : il en parle en divers endroits, en énumérant les principales complications des polypes du cœur (2) ; mais ce sont les

---

(1) *Philosophical transactions,* 1684.

(2) « Pluribus observationibus constitit, polypos illos quandoque adnasci «cordis columnis carneis, forte et postea inde separari, et una cum sanguine in

embolies veineuses qui avaient attiré plus spécialement son attention. Il revient à plusieurs reprises sur ce point ; il attribue une gravité exceptionnelle au pronostic de cet accident (1) ; enfin il décrit
avec soin les résultats de ses propres expériences à ce sujet, et le
passage où il rend compte des phénomènes qu'il avait observés est
assez remarquable pour mériter d'être reproduit en entier. Il dé-
roule, en effet, d'une manière concise, à la vérité, mais en termes
fort précis, la théorie complète de la migration des caillots dans
l'embolie rétrograde.

Après avoir analysé les recherches de ses prédécesseurs, et de
Wepfer en particulier, sur la coagulation du sang par les acides,
Van Swieten ajoute :

« J'ai pratiqué moi-même à plusieurs reprises de semblables expériences sur les chiens, et j'ai toujours vu le caillot se former, et se
rendre au cœur droit en suivant le trajet des veines, qui, dans leur
cours rétrograde, s'élargissent de plus en plus ; il parvenait ensuite
dans l'artère pulmonaire ; et après avoir présenté une violente dyspnée, les animaux soumis à cette expérience succombaient plus ou
moins promptement, selon la quantité plus ou moins considérable
de substance coagulante injectée dans les veines et le degré d'activité de l'agent employé. On voit, par conséquent, qu'une péri-
pneumonie subitement mortelle pourrait être le résultat d'un pareil
accident » (2).

« arteriam pulmonalem, aut aortam, ejusque ramos majores propelli, illosque vel
« angustare multum, vel integrè propè occludere » (*Comm. in Aphor.*, § 1010, 2.)

(1) « Si polyposæ massæ concretæ circa magnum sinum dextri cordis pellan-
« tur in arteriam pulmonalem, actum est de vita » (*op. cit.*, § 120).

(2) « Tentavi similia in canibus sæpius, vidique semper sanguinem inde gru-
« mescere, et per venas, semper latiores in suo decursu, ad cor dextrum deferri ;
« dein in pulmones ; ibi autem hærebat ; et post summas anxietates, animalia hæc
« moriebantur, citiùs vel seriùs, prout major minorve talium coagulantium quan-
« titas venis injecta, et diversa foret horum efficacia. Poterit ergo talibus causis
« lethalis subito peripneumonia induci ». (*Op. cit.*, § 824.)

Il nous paraît impossible de mieux décrire en peu de mots ce que nous appelons aujourd'hui l'embolie veineuse; en effet, le mécanisme qui préside au transport du caillot dans le ventricule droit, qu'il franchit bientôt pour aller se loger dans l'artère pulmonaire; l'insertion définitive de la masse obturatrice dans ce vaisseau; les accidents plus ou moins promptement mortels qui en sont la conséquence; enfin le volume variable des concrétions sanguines ainsi transportées; tous ces détails se trouvent indiqués dans ce passage avec une netteté remarquable : l'auteur a même reconnu qu'une *mort subite* pouvait quelquefois résulter de l'obstruction soudaine de l'artère pulmonaire par un caillot migratoire. Il ne parle, il est vrai, que d'expériences tentées sur les animaux; mais un peu plus loin, il semble indiquer que des faits semblables avaient été observés par lui dans l'espèce humaine; nous le voyons, en effet, signaler les dangers que présente l'application d'un styptique puissant aux blessures dans lesquelles de larges troncs veineux ont été intéressés; on aurait à redouter en pareil cas, dit-il, tous les accidents que je viens de décrire (1). C'est là, sans doute, un excès de prudence; mais cet excès lui-même nous apprend que Van Swieten avait parfaitement compris toute l'importance de la question.

Les critiques dirigées par Morgagni (2) contre les exagérations des auteurs de son époque ont beaucoup contribué, sans doute, à rejeter ce sujet dans l'ombre; après avoir nié la formation de concrétions polypeuses du cœur pendant la vie, on devait naturellement oublier les conséquences qui résultent de leur déplacement partiel : c'est ce qui explique le silence des auteurs de la fin du XVIIIe siècle à cet égard. Telle est d'ailleurs l'opinion de M. le professeur Andral, qui, dans son *Anatomie pathologique*, après avoir démontré que les

---

(1) «Si vulneribus in quibus magnæ venæ divisæ sunt, imprudenter appli-«cantur alcohol, vel similia styptica, quæ sanguinem promptissimè coagulant, «tale malum metuendum foret» (*loc. cit.*).

(2) Lettre XXVI.

polypes du cœur se détachent souvent des parois de l'organe, et flottent librement dans sa cavité, s'exprime de la manière suivante :

« Ainsi redevenues libres, les concrétions sanguines du cœur peuvent-elles se déplacer, obstruer l'un des orifices du cœur, et devenir subitement la cause des accidents les plus graves? Abandonnée de nos jours, parce qu'on avait cessé de croire à la possibilité de la formation de concrétions polypeuses pendant la vie, cette opinion mérite d'être examinée de nouveau : je serais porté à croire qu'elle se trouvera confirmée par les faits, qui ici, comme dans beaucoup d'autres cas, ne se sont pas présentés, parce que les recherches étaient faites sous un autre point de vue et dans un autre but » (1).

L'observation remarquable de Cruwel, cité par M. le professeur Andral, nous paraît offrir un cas d'embolie pulmonaire. Il s'agit d'un corps globuleux, creusé d'une cavité au centre, et d'une consistance ostéo-cartilagineuse, qui fut trouvé enchâssé entre les valvules de l'artère pulmonaire, chez un homme atteint d'une ossification du cœur (2). Mais l'absence de détails précis sur plusieurs points importants ne permet pas de se prononcer à cet égard ; il s'agit probablement d'un de ces faits qui, comme le fait observer l'éminent professeur, n'ont pas été justement appréciés à l'époque où ils se sont présentés, parce que les recherches étaient faites à un point de vue différent, et dans un autre but.

M. le professeur Cruveilhier admet également que des fragments de caillots, formés dans les veines, peuvent arriver au cœur (3) ; mais cette opinion, qui n'était appuyée sur aucun fait clinique, a passé pour ainsi dire inaperçue : et tandis que les embolies artérielles, signalées par un maître dont nous déplorons la perte en-

---

(1) *Traité d'anatomie pathologique,* t. II, p. 341.
(2) *De Cordis et vasorum osteogenesi in quadragenario observata,* 1765.
(3) *Traité d'anatomie pathologique,* t. III, p. 588.

core récente (1), avaient acquis droit de domicile dans la science ; tandis que Forget (de Strasbourg), Allibert, Victor François, Hasse, et plusieurs autres pathologistes, avaient reconnu l'existence de ce mode particulier d'oblitération vasculaire, dont ils appréciaient parfaitement les conséquences, les embolies veineuses étaient complétement tombées dans l'oubli.

Cependant les observateurs distingués qui se sont occupés des obstructions de l'artère pulmonaire avaient reconnu depuis longtemps qu'une inflammation locale ne suffit pas toujours pour expliquer ces lésions : distendue par un caillot qui n'adhère nullement à ses parois, l'artère ne présente souvent aucun indice d'un travail morbide au niveau de l'obstacle qui vient barrer le passage au sang. L'impossibilité d'invoquer en pareil cas une altération des solides pour rendre raison des phénomènes observés a déterminé plusieurs auteurs à diriger leurs recherches dans un sens différent ; c'est dans la composition chimique du sang qu'ils ont cherché les conditions nécessaires à des coagulations spontanées. L'oblitération des vaisseaux pulmonaires ayant été souvent observée chez des malades atteints d'affections chroniques des reins, quelques auteurs ont supposé que la présence de l'urée dans le sang favorisait la production de ces dépôts fibrineux (2) ; et comme, chez les albuminuriques, on rencontre souvent dans les veines rénales de semblables obstructions (3), on a cru pouvoir rattacher ces faits à la même hypothèse ; dans cette manière de voir, les principes de l'urine agiraient à la manière des ferments sur le sang pour en déterminer la coagulation. D'une autre part, on sait que l'état puerpéral, la phthisie, le cancer, et les cachexies de toute espèce, amènent sou-

---

(1) Legroux, thèse de doctorat, 1827.

(2) J. Paget, *On obstructions of the pulmonary arteries* (*London medico-chirurg. transactions,* 1844 et 1845).

(3) Rayer, *Maladies des reins,* t. III, p. 390. — Leudet, *Mém. de la Société de biologie,* 1853, p. 125.

vent dans la composition du sang des modifications favorables à la séparation de la fibrine : c'est pourquoi d'autres médecins (1) ont pensé, non sans quelque apparence de raison, que la crase du sang suffisait en pareil cas pour expliquer la présence de ces concrétions dans l'artère pulmonaire : c'est en effet chez les sujets affaiblis par l'une ou l'autre de ces causes, que se manifestent ces oblitérations spontanées des veines qui constituent la *phlegmatia alba dolens*. Mais la circulation du sang dans les poumons ne s'opère pas dans les mêmes conditions que sur les points éloignés du centre : l'impulsion directe du cœur droit, jointe à l'action des mouvements respiratoires, est une condition peu favorable à la formation passive d'un caillot : d'ailleurs une explication semblable devient de moins en moins satisfaisante, lorsqu'il s'agit d'une masse fibrineuse blanche, compacte, et sans adhérences aux parois vasculaires, située au milieu d'un coagulum mou, noirâtre, et de formation récente; c'est donc ailleurs qu'il faut chercher l'explication du phénomène : nous la trouverons dans un autre ordre de faits.

C'est à M. le professeur Virchow qu'appartient incontestablement l'honneur d'avoir ressuscité une doctrine depuis longtemps ensevelie dans l'oubli et d'avoir démontré que, chez la plupart des sujets où l'obstruction de l'artère pulmonaire par des concrétions sanguines ne se rattache point à des lésions purement locales, il existe, sur un point quelconque du système veineux, des caillots de formation plus ou moins récente (2). La coagulation du sang dans les veines, qu'il désigne sous le nom de thrombose, serait donc le point de départ de l'obstruction pulmonaire : des fragments fibrineux,

---

(1) Davy, *Edinburgh medico-chirurg. journal*, 1839. — Gulliver, *Medico-chirurg. transactions*, 1839. — Bouchut, *Gazette médicale*, 1845. — Hasse, *Path. Anat.*, t. I, p. 41.

(2) *Thrombose und Embolie*, in *Gesammelte Abandlungen zur wissenschaft Medicin;* Frankfurt, 1856. — Les premiers travaux de Virchow sur ce sujet remontent à l'année 1847.

entraînés par le torrent circulatoire, seraient transportés dans le cœur droit, projetés dans l'artère pulmonaire, et, après avoir pénétré aussi loin que le permettrait leur volume, s'y fixeraient définitivement. Fondée à la fois sur l'observation clinique et la vivisection, cette théorie appartient en propre à M. le professeur Virchow, qui, le premier, en a fourni la démonstration complète. Nous sommes donc autorisés à le considérer à bon droit comme le véritable auteur de cette découverte; il a ouvert aux investigations de ce genre un champ entièrement nouveau.

Il ne faut point oublier toutefois que c'est à M. le Dr Sennhouse Kirkes qu'on doit les premiers travaux de quelque importance sur les embolies capillaires (1), qui, depuis lors, ont attiré une attention toute spéciale.

On s'explique difficilement les répugnances que la doctrine des embolies a d'abord soulevées en France, et la vivacité des critiques dont elle a été l'objet dans une discussion célèbre (2); malgré son origine étrangère, elle possédait déjà, nous venons de le voir, d'anciens titres de noblesse, et l'appui des autorités les plus respectables semblait lui promettre un accueil plus bienveillant. Mais, depuis cette époque, de nombreuses recherches sont venues confirmer les idées de Virchow, et, sans parler des travaux publiés à l'étranger, la littérature médicale française s'est enrichie à cet égard d'un grand nombre d'observations intéressantes. Dès l'année 1857, M. Fritz, alors chef de clinique de M. le professeur Schutzenberger, avait fait connaître les détails d'une autopsie fort curieuse qui démontrait jusqu'à l'évidence la possibilité d'un semblable déplacement (3).

Dans un travail entrepris en collaboration avec notre excellent maître M. le Dr Charcot, nous avons signalé le premier cas de

---

(1) *Edinburgh medical und surgical journal*, 1853, t. XXII, p. 119.
(2) Société médicale des hôpitaux, séance du 22 juillet 1857.
(3) *L'Union médica'e*, 5 mars 1857.

mort par embolie pulmonaire qui ait été observé en France (1).
Depuis lors, les faits cliniques se sont indéfiniment multipliés, et l'on
a pu se convaincre que, loin d'être exceptionnels, ces accidents
étaient au contraire assez fréquents. Enfin M. le Dr Cohn, dans un
ouvrage approfondi sur cette matière, a consacré aux embolies pulmonaires un chapitre entier.

Malgré les progrès sensibles de l'esprit public à cet égard, la migration des caillots est une doctrine dont la démonstration, aux yeux
d'un grand nombre de médecins, laisse encore beaucoup à désirer (2). Habitués, dans tous les cas où les lésions locales font défaut, à incriminer le sang lui-même, ils se montrent d'une sévérité
extrême pour les explications nouvelles que la science vient aujourd'hui leur fournir. Il ne faut point, sans doute, accueillir avec
trop de précipitation les idées nouvelles qui cherchent à se faire
jour dans le monde médical. Mais la prudence elle-même a ses limites ; nous partageons donc entièrement les vues judicieuses que
M. le professeur Trousseau et M. Dumont-Pallier ont récemment
émises à ce sujet (3), nous admettons volontiers que bon nombre de
coagulations rencontrées dans l'artère pulmonaire reconnaissent
une origine purement locale : nous croyons également à l'influence
exercée par les altérations générales du sang ; l'urémie, l'état puerpéral, et toutes les affections qui tendent à développer l'inopexie,
ont assurément leur part dans la production de ces accidents ; mais
il existe des cas où des caillots évidemment formés sur un point
éloigné sont logés dans les vaisseaux du poumon ; la démonstration
la plus rigoureuse est souvent possible, et nous croyons en possé-
der les éléments. Mais il n'en est pas toujours ainsi, et, dans un

----

(1) *Gazette hebdomadaire*, 1858.

(2) Dans une thèse soutenue avec distinction à la Faculté de Médecine de Paris, M. de Lalande vient de nier l'existence des embolies veineuses, qu'il considère comme une création de la fantaisie allemande.

(3) *L'Union médicale*, 12 décembre 1860.

certain nombre de cas, il est difficile, au premier abord, de ne pas confondre les deux espèces d'obstructions qui peuvent siéger dans l'artère pulmonaire. C'est par l'étude attentive des dispositions que présentent les caillots dans le système veineux, et des modifications qui leur sont imprimées par le temps, qu'on parvient à les distinguer avec un certain degré d'exactitude. Voyons donc quelles sont, à cet égard, les ressources que nous offre l'anatomie pathologique.

CHAPITRE II.

Anatomie pathologique.

§ I. — DE LA THROMBOSE ENVISAGÉE DANS SES RAPPORTS AVEC LES EMBOLIES PULMONAIRES.

Il faudrait un volume entier pour traiter avec tous les développements qu'elle comporte l'immense question des coagulations veineuses; mais c'est à un point de vue plus limité que nous allons nous placer. Les thromboses périphériques sont incontestablement la source principale des embolies pulmonaires ; il est donc indispensable d'en bien connaître les dispositions anatomiques, pour comprendre le mécanisme qui préside au transport des débris qui s'en détachent, saisir les moyens d'en constater l'identité, et reconnaître, chaque fois qu'il s'est produit, le fait matériel de la séparation d'un fragment.

Tel est le but que nous allons poursuivre : nous passerons donc successivement en revue :

1° Les coagulations veineuses proprement dites ;
2° Les végétations fibrineuses du cœur droit ;

3

3° Les thromboses spontanées de l'artère pulmonaire ;

4° Les métamorphoses régressives de la fibrine coagulée.

A. *Des coagulations veineuses.*

La fréquence relative des coagulations dans les veines périphériques est plus grande qu'on ne serait tenté de le supposer au premier abord. Sur 76 autopsies faites par Virchow à l'hôpital de la Charité de Berlin, il existait 18 fois des thromboses dans les veines (1) ; et, chez les sujets ainsi frappés d'altérations veineuses, on a rencontré 11 fois des caillots dans quelques-unes des branches de l'artère pulmonaire. Nous reproduisons le tableau qui montre, pour chaque veine en particulier, le rapport qui subsiste entre ces deux ordres de lésions : il permet d'en saisir l'importance au premier coup d'œil.

	OBLITÉRATIONS	
	veineuses.	de l'artère pulmon.
Veine cave inférieure............	1	0
— iliaque..................	1	1
— hypogastrique............	1	0
— crurale.................	5	4
— fémorale profonde.....	3	3
— tibiale postérieure......	1	0
Sinus longitudinal supérieur..	3	2
— transverse..............	3	1
Total.........	18	11

Comme on le voit, ce sont les veines des membres inférieurs qui fournissent de beaucoup le plus grand nombre d'oblitérations vasculaires, et qui, par conséquent, deviennent le point de départ le plus ordinaire des caillots migratoires que l'on rencontre dans les

____

(1) *Op. cit.,* p. 224.

vaisseaux du poumon. Il serait à désirer qu'une statistique, fondée sur un nombre plus considérable de faits, permît d'apprécier plus rigoureusement le rapport qui subsiste entre les coagulations formées dans la moitié supérieure du corps et celles qui eu occupent les régions inférieures ; mais il est évident, dès à présent, que c'est surtout sur la partie inférieure du système à sang noir que devront porter les recherches, dans les cas où des oblitérations par embolie auront été reconnues dans la circulation pulmonaire.

Dans un article intitulé *Fragments pour servir à l'histoire de l'embolie* (1), M. le Dr Wallmann, de Vienne, insiste également sur la fréquence de ces altérations, ainsi que sur celle des embolies en général ; il est loin cependant d'admettre pour les thromboses une proportion aussi forte que celle que nous venons d'indiquer. Sur 400 autopsies, il n'en a rencontré qu'une vingtaine de cas.

Quoi qu'il en soit, la fréquence au moins relative des oblitérations veineuses par des caillots est un fait assez nettement démontré pour qu'il soit indispensable d'étudier attentivement les lésions du système veineux, dans toutes les autopsies où des concrétions sanguines d'origine suspecte auront été rencontrées dans le tronc pulmonaire (2). Il nous reste à examiner maintenant les conditions en vertu desquelles un caillot fibrineux solide et adhérent aux parois du vaisseau qui le renferme peut s'en détacher, au moins en partie, pour flotter librement dans le torrent circulatoire. C'est à une disposition toute spéciale, que Virchow a mis le premier en lumière, qu'il faut attribuer le rôle principal dans le mécanisme de ces accidents.

On sait que dans un liquide renfermant en dissolution des principes capables de se déposer lentement au fond du vase qui les con-

---

(1) *Archiv für pathologische Anatomie*, t. XIII.

(2) Virchow attribue à des thromboses partielles des membres inférieurs ces douleurs mélalgiques si fréquentes chez les tuberculeux, et dont M. Beau a signalé le premier l'existence.

tient, rien n'accélère autant ce travail moléculaire que la présence,
au sein du liquide, d'un corps sur lequel les cristaux puissent venir
se déposer. Un phénomène analogue semblerait se manifester autour
du caillot formé dans une veine : non-seulement il se prolonge dans
les ramifications vasculaires nées du tronc principal, ce qui s'explique naturellement par la stase du sang ; mais encore il offre une
tendance évidente à se prolonger dans le tronc vasculaire d'ordre
supérieur dont la veine oblitérée est tributaire : on voit alors se
former un cône fibrineux plus ou moins allongé, libre de tous côtés,
se confondant par sa base avec le caillot principal, et se terminant,
du côté du cœur, par une pointe arrondie et parfaitement régulière.
Cet appendice, ou *caillot prolongé* (Fortgesetzter Propf), suivant
l'expression de Virchow, s'accroît incessamment par l'addition suc-
cessive de couches fibrineuses nouvelles : il en résulte une augmentation progressive du diamètre transversal, à mesure que le caillot
s'allonge en se dirigeant vers le cœur (1).

Une disposition particulière de la partie supérieure du thrombus,
que l'on rencontre dans presque toutes les autopsies, en est la conséquence. Nous l'avons représentée dans la planche annexée à cette
thèse (fig. 4 et 5). Cette figure est la reproduction exacte des dispositions anatomiques de la partie supérieure du caillot chez le sujet de
l'observation que nous allons rapporter ; la masse obturatrice présente un renflement terminal, surmonté d'un petit prolongement
conique. On comprend aisément que si de nouvelles couches de
fibrine continuaient indéfiniment à se déposer autour du noyau primitif, la circulation serait bientôt interrompue dans le vaisseau en-

---

(1) Cette disposition du caillot n'était point inconnue avant les travaux de Virchow. Voyez, à ce sujet, l'observation de Boudet, citée par Dronsart (*Monographie de la phlegmatia alba dolens*, p. 87). Mais on attribuait, à cette époque,
la formation de ce prolongement libre au décollement du caillot par l'effort du
sang. On voit que l'idée de Virchow est essentiellement différente d'une concep-
tion pareille.

vahi ; mais le contraire a lieu dans la plupart des cas : les éléments du caillot, subissant peu à peu les métamorphoses régressives qui leur sont particulières, et que nous allons bientôt étudier, se ramollissent spontanément, et tendent à se désagréger ; d'ailleurs le courant sanguin qui les enveloppe de toutes parts, en détache incessamment de petites parcelles qui vont se perdre au loin ; car lorsque l'oblitération demeure limitée à un nombre restreint de petites ramifications artérielles, les désordres fonctionnels sont d'une gravité bien moindre, et quelquefois même à peine appréciables. Dans la statistique que nous avons reproduite d'après Virchow, sur 11 cas dans lesquels des branches de l'artère pulmonaire se trouvaient oblitérées par de petits caillots, les phénomènes d'asphyxie qui caractérisent ce genre d'obstructions n'ont été observés qu'une seule fois ; on voit, par conséquent, que les cas d'une gravité exceptionnelle sont les seuls qui permettent au médecin d'établir un diagnostic probable pendant la vie (1).

La désagrégation progressive du caillot prolongé aboutit, en définitive, à sa disparition complète ; mais ce sont, d'après Virchow, les couches périphériques qui subissent les premières ce travail, et les parties centrales sont, par conséquent, détruites les dernières. La masse fibrineuse, soumise à une dissolution graduelle, s'amoindrit peu à peu dans tous les sens, en conservant, jusqu'au dernier instant, une forme lisse, arrondie et régulière ; elle finit enfin par disparaître complétement.

Il n'en est pas toujours ainsi. Ce n'est pas exclusivement à la surface que s'accomplit le travail de décomposition : le ramollissement procède aussi, dans un grand nombre de cas, du centre à la périphérie, et ronge la base du renflement céphalique du caillot avant d'en entamer la pointe. C'est alors que des fragments volumineux peuvent s'en détacher, et, libres au sein du torrent circulatoire, en

---

(1) Les embolies capillaires du poumon peuvent donner lieu à des phénomènes spéciaux.

suivre immédiatement le cours. Tel est sans doute le mécanisme habituel de l'embolie ; mais des conditions particulières peuvent faciliter la rupture soudaine du caillot. La première, et la plus importante de toutes, est le voisinage d'un gros tronc veineux, libre de tout obstacle au cours du sang : c'est l'un des points sur lesquels Virchow a le plus fortement insisté. Si, par exemple, une oblitération de la veine fémorale et de l'iliaque externe, envahissant l'iliaque primitive à l'aide d'un prolongement, venait à coïncider avec l'absence de caillots dans la veine hypogastrique, les conditions les plus favorables à la production d'une embolie se trouveraient réalisées : il suffirait alors d'un ramollissement même assez léger pour amener le déplacement d'un ou plusieurs fragments volumineux. Telle était, à peu de chose près, la disposition que présentait le sujet de notre 13e observation ; dans un autre cas (obs. 19), la disposition inverse a été rencontrée : un coagulum fibrineux, logé dans la veine hypogastrique et se prolongeant dans l'iliaque primitive, se trouvait baigné par le sang de la veine fémorale ; et c'est sans doute à ce voisinage dangereux qu'il faut attribuer, dans l'un et l'autre cas, la terminaison fatale.

S'il nous était permis d'invoquer ici notre expérience personnelle, nous admettrions que le ramollissement central du thrombus, loin d'être un fait exceptionnel, se présente dans la grande majorité des cas ; nous l'avons observé, toutes les fois que nous avons eu l'occasion d'examiner un coagulum veineux d'ancienne date, soit chez les femmes atteintes de *phlegmatia alba dolens,* à la suite d'un accouchement, soit chez les phthisiques, qui présentent si souvent des oblitérations veineuses aux membres inférieurs. On voit, en pareil cas, le renflement qui constitue la tête, ou le prolongement terminal du caillot, se creuser d'une véritable cavité ; on y trouve une matière pulpeuse d'une consistance variable, mais toujours fort inférieure à celle des parois du *kyste,* car c'est le seul nom qui convienne à cette poche fibrineuse, que remplit une boue plus ou moins liquide. En examinant au microscope cette substance ramollie, on y reconnaît les éléments ordinaires de la fibrine désagrégée. L'observation suivante en offre un exemple frappant.

OBSERVATION Iʳᵉ.

Pneumothorax ; oblitération des veines fémorale, iliaque externe, iliaque primitive, par un caillot dont l'extrémité supérieure offrait un kyste creusé d'une cavité qui renfermait une substance semi-liquide.

F..... (Félix), 23 ans, bijoutier, est entré, le 17 janvier 1859, dans le service de M. Beau, à l'hôpital de la Charité, salle Saint-Félix, n° 9.

Pleurésie purulente au mois de juin 1858. Thoracentèse pratiquée dans le service de M. Becquerel, à la Pitié ; soulagement instantané. Le malade quitte l'hôpital dans un état satisfaisant, mais les accidents reparaissent peu de jours après. Il entre alors à la Charité, où nous le trouvons dans l'état suivant :

Pneumothorax à gauche ; perforations multiples de la paroi thoracique, laissant suinter un pus fétide, grumeleux et très-abondant. Émaciation profonde ; respiration normale du côté droit.

Après plusieurs alternatives de rémission et d'exacerbation de symptômes, le malade fut pris, le 11 avril, d'une *phlegmatia alba dolens* fort intense des deux côtés, mais principalement à gauche. Cet accident, s'étant exaspéré de temps en temps, a persisté jusqu'à la mort, qui est survenue le 12 juin. Le malade était parvenu au dernier degré de marasme.

A l'*autopsie*, on trouva une perforation pulmonaire fort considérable du côté gauche, avec une pleurésie purulente d'une vaste étendue.

Notre attention s'étant spécialement portée sur les veines, nous remarquâmes dans les deux fémorales la disposition singulière représentée dans la figure 4. Des deux côtés la veine fémorale se trouvait oblitérée, depuis son origine jusque dans ses ramifications les plus ténues, par un caillot fibrineux blanc, ferme, résistant, solide, fortement adhérent aux parois vasculaires, qui sont injectées et friables dans une étendue de 4 à 5 centimètres. C'est dans la veine fémorale gauche que se trouve le caillot le plus volumineux et le plus allongé, celui dont nous allons donner une description plus détaillée.

Composé de couches stratifiées d'un blanc jaunâtre à l'extérieur, d'une coloration légèrement rosée à l'intérieur, ce caillot se prolonge dans la veine iliaque externe sans y adhérer, et se termine à l'orifice de la veine iliaque primitive. Dans ses parties inférieure et moyenne, il est cylindroïde et se borne à remplir complétement le calibre des vaisseaux ; mais, à son extrémité supérieure, il existe un renflement assez volumineux, surmonté d'un petit prolongement conique : par sa forme générale, cette nodosité terminale du caillot ressemble assez exactement au serpent connu sous le nom vulgaire de *cobra de capello* ou serpent à lunettes (*naja tripudians*), dont la tête fort petite est supportée par un renflement cervical énorme. En incisant cette partie plus volumineuse du caillot, on trouve à l'intérieur une matière beaucoup plus molle que cette fibrine blanche qui en constitue l'enveloppe extérieure. Cette substance rosée, semi-liquide, est formée par une sorte de détritus fibrineux que le moindre grattage enlève immédiatement.

Examinée au microscope, cette matière paraît composée de granulations moléculaires, de globules rouges, d'un petit nombre de globules blancs, avec quelques fibrilles isolées ; enfin d'une prodigieuse quantité de gouttelettes graisseuses, que l'addition d'un peu d'éther fait promptement disparaître.

Dans l'observation que nous venons de rapporter, les caillots qui occupaient des deux côtés le système veineux des membres inférieurs remontaient à une époque fort éloignée, ainsi que le témoigne l'apparition de la *phlegmatia alba dolens*, deux mois avant le décès du malade. La fibrine contenue au sein du caillot avait donc eu le temps de se ramollir, de se désagréger, de se transformer enfin, au moins en grande partie, en passant à l'état graisseux ; mais ce n'est pas encore là le dernier terme de ces altérations.

Le ramollissement central, lorsqu'il est encore plus avancé, peut transformer le contenu du kyste en un véritable liquide, comme on le verra dans l'observation suivante, que nous devons à l'obligeance de M. le Dr Charcot.

OBSERVATION II.

Oblitération des veines du membre inférieur droit jusqu'à l'iliaque primitive inclusivement ; kyste céphalique creusé d'une cavité centrale remplie d'un liquide boueux ; thrombose de l'artère pulmonaire.

J..... (Victorine), âgée de 27 ans, couturière, est entrée, le 15 juillet 1860, à l'hôpital Lariboisière, dans le service de M. le Dr Charcot, salle Sainte-Élisabeth, n° 27.

Accouchée depuis un an, cette femme présentait des symptômes de tuberculisation pulmonaire depuis deux mois, lorsqu'elle vint solliciter son admission à l'hôpital.

Le 8 août, on remarqua pour la première fois un œdème douloureux du membre inférieur droit ; il existait un cordon assez prononcé sur le trajet de la veine crurale, avec un léger refroidissement des parties correspondantes.

Le 24, elle fut prise d'une dyspnée extrême, qui alla toujours en croissant jusqu'à la mort de la malade, qui eut lieu le 27 août.

Autopsie.—Tubercules très-nombreux et excavations volumineuses au sommet des deux poumons, avec induration périphérique. Les deux tiers inférieurs des poumons ne renferment point de tubercules.

Au niveau des parties non indurées, on trouve, en ouvrant les rameaux de l'artère pulmonaire, des caillots décolorés, d'origine évidemment ancienne, non adhérents aux parois du vaisseau, dont quelques-uns atteignent le volume d'une petite plume d'oie ; leur extrémité libre et arrondie est tournée vers le cœur. Dans les gros troncs pulmonaires, il n'existe point de caillots.

Cœur peu volumineux, caillots récents dans les deux cavités ; mais dans le ventricule droit, on trouve, vers la pointe, dans les cavités trabéculaires, des caillots adhérents, enchevêtrés dans les trabécules, et faisant saillie dans la cavité du ventricule sous forme de polypes : ils offrent une surface irrégulière, une couleur grisâtre, et renferment un liquide couleur lie de vin.

Les veines principales du membre inférieur droit, à partir de l'iliaque primitive, sont oblitérées par des thrombus parfaitement adhérents, spongieux, décolorés, d'un aspect jaunâtre, et d'une structure lamelleuse. Au niveau de l'embouchure de la veine iliaque primitive dans la veine cave inférieure, le caillot obturateur présente un renflement oviforme aplati d'avant en arrière, *sans adhérence aux parois vasculaires*, qui pénètre dans la veine cave, dans une étendue d'un centimètre et demi. Ce renflement terminal ou tête de caillot, libre et arrondi de toutes parts, *est constitué par un kyste fibrineux à parois assez minces, qui renferme un liquide couleur lie de vin*.

Les veines oblitérées étaient fortement distendues ; on remarque, à l'extérieur, leur adhérence très-intime avec leur gaîne celluleuse. A l'intérieur, après avoir détaché les caillots en raclant la membrane interne, on met à nu une surface blanche, opaque et dépolie. Les tuniques vasculaires, prises dans leur ensemble, sont fortement épaissies.

Les veines du membre inférieur gauche sont libres de toute obstruction.

La malade qui fait le sujet de cette observation était évidemment parvenue à un degré de marasme éminemment favorable à la déposition de la fibrine dans les vaisseaux ; c'est un cas d'inopexie très-prononcée ; les concrétions trouvées à la fois dans les veines périphériques, le cœur droit et les ramifications de l'artère pulmonaire en font foi. Nous considérons les caillots blancs et décolorés qui siégeaient dans les petites branches de l'artère comme des produits de coagulation spontanée : leur forme arrondie aux extrémités, leur situation dans les petites branches, et l'absence de toute espèce de coagulation dans le tronc pulmonaire, nous autorise à le croire ; mais ce qui paraît surtout le prouver, c'est la disposition parfaitement régulière de la tête du caillot veineux, qui démontre jusqu'à l'évidence qu'il ne s'en était détaché aucun fragment.

Ce n'est pas cependant sur ce point que nous désirons attirer l'attention pour le moment. Il s'agissait évidemment, dans ce cas, d'une série de concrétions sinon fort anciennes, du moins fort avancées dans le travail de régression que nous venons de décrire ; l'état des masses polypeuses situées dans le ventricule droit nous en fournit évidemment la preuve, et la forme spéciale du renflement terminal du caillot obturateur nous paraît offrir un type de la disposition anatomique que nous avons signalée dans l'observation précédente.

C'est ici un véritable kyste de forme globuleuse, renfermant un liquide particulier à l'intérieur. C'est un degré plus avancé de la transformation singulière, qui réduit une masse fibrineuse solide à l'état d'une bouillie semi-liquide. On remarquera que des adhérences intimes unissaient partout le caillot aux parois vasculaires, tandis que le prolongement qui avait envahi la veine cave inférieure était libre de toutes parts ; il en est toujours ainsi, lorsque le caillot n'a point été brisé par le mécanisme que nous avons décrit plus haut.

Le renflement terminal n'offre pas toujours une forme globuleuse : il est quelquefois aplati d'avant en arrière, et se présente sous forme de languette, comme dans l'observation suivante.

OBSERVATION III.

Phlegmatia alba dolens à la suite d'un accouchement ; oblitération de la veine
fémorale et de l'iliaque externe droites ; kyste terminal aplati, lamelliforme,
renfermant une pulpe rougeâtre semi-liquide.

M..... (Jeanne), âgée de 35 ans, marchande de vins, est entrée,
le 31 janvier 1861, à l'hôpital Beaujon, dans le service de M. le
Dr Charcot, salle Sainte-Marthe, n° 39.

Cette femme, maigre, jaune et chétive, habite Paris depuis neuf
ans ; elle est mariée depuis sept ans ; elle a eu quatre enfants qui
sont tous morts en bas âge.

Accouchée pour la cinquième fois, à l'hôpital Saint-Louis, elle
a vu une *phlegmatia alba dolens* se développer au sixième jour. Un
traitement approprié ayant dissipé les accidents, elle quitta l'hôpital
au bout de six semaines ; mais le retour des accidents l'obligeait à
solliciter son admission à Beaujon, quinze jours plus tard.

Le 1er février, nous examinons la malade pour la première fois ;
nous constatons l'existence d'un cordon dur sur le trajet de la veine
fémorale droite, qui remonte jusqu'au pli de l'aine ; un œdème douloureux occupe toute l'étendue du membre correspondant. La jambe
gauche offre une tuméfaction moins prononcée que celle du côté
opposé.

L'utérus est parfaitement revenu sur lui-même.

La malade a succombé le 27 mars dans un état de marasme complet. La tuméfaction des membres inférieurs avait entièrement disparu.

Autopsie. — Le cœur renferme, à gauche, des caillots mous ; à droite,
il contient un petit caillot blanc, ferme et résistant, qui se prolonge
dans l'artère pulmonaire jusqu'aux ramifications de second ordre.

Un vaste abcès phlegmoneux siégeait dans la fosse iliaque droite,
et communiquait avec les gouttières vertébrales, qui se trouvaient
infiltrées de pus.

Un caillot dense, ferme et résistant, occupe tous les gros troncs veineux du membre inférieur droit ; il adhère fortement aux parois vasculaires dans la fémorale, l'iliaque externe et l'iliaque primitive, et se termine par un renflement aplati d'avant en arrière, qui offre la forme d'une languette arrondie, surmontée par un petit prolongement conique ; il est parfaitement libre à l'intérieur de la veine cave inférieure ; sa longueur est de 4 centimètres et demi ; sa largeur de 1 centimètre environ. Il est d'un blanc jaunâtre et d'une consistance très-ferme à l'extérieur ; il renferme au centre une pulpe rougeâtre presque diffluente ; sa structure n'est point sensiblement lamelleuse.

Dans la veine iliaque primitive, le caillot est blanc, ferme, adhérent aux parois : plus bas il prend un aspect jaunâtre ; enfin la veine fémorale revenue sur elle-même est réduite à un cordon fibrineux, dont le centre est occupé par une matière jaunâtre, offrant l'aspect d'un vieux foyer apoplectique.

Du côté gauche il existe un caillot réticulé qui remonte jusqu'à la veine iliaque externe.

Examinée au microscope, la matière jaunâtre qui occupe le centre du caillot présente une quantité considérable de globules graisseux, quelques granulations moléculaires, et quelques globules blancs ; traitée par un mélange à parties égales de sulfure de carbone et d'éther, elle se dissout en entier, sans laisser aucun résidu. Une seconde préparation, traitée par une dissolution de bicarbonate de soude au dixième, se dissout également en entier.

Si du côté droit le caillot obturateur offrait un ramollissement central, il offrait une disposition réticulée du côté gauche, résultat d'un ramollissement irrégulier de la masse fibrineuse ; et, comme dans l'une des observations de Virchow, la veine oblitérée semblait occupée par un tissu caverneux. Il est aisé de prévoir combien de pareilles conditions favorisent la production d'embolies même assez volumineuses.

M. Dumont-Pallier a présenté à la Société de biologie un cas fort intéressant de ce genre. Le caillot se trouvait creusé d'un canal irrégulier, qui permettait au sang de se frayer un passage. Nous en donnons ici le résumé :

OBSERVATION IV.

Cachexie tuberculeuse, thrombose cachectique, caillot canaliculé (1).

Le sujet de cette observation était un homme âgé de 32 ans, qui a succombé aux progrès d'une phthisie pulmonaire arrivée au troisième degré. Cinq semaines avant la mort on avait observé une *phlegmatia alba dolens* du côté gauche, et huit jours avant de mourir le malade avait présenté les signes d'une *phlegmatia alba dolens* du côté droit.

Voici ce que l'*autopsie* nous a permis de constater :

Côté gauche : 1° Oblitération en apparence complète des veines fémorale, iliaque primitive et iliaque externe, formée par des caillots fibrineux d'ancienne date, adhérents aux parois vasculaires ; au milieu de ces caillots fibrineux on voyait très-manifestement des lamelles celluleuses qui divisaient les caillots ; la direction de ces lamelles ou trabécules était oblique, transversale ou parallèle au vaisseau ; mais tous ces prolongements celluleux venaient s'insérer sur la séreuse vasculaire, et se confondre avec elle au point d'insertion. Il y avait un échange multiple de ces lamelles et trabécules entre le caillot et les parois veineuses.

Ces lamelles, en se réunissant entre elles sous des angles variables, laissaient des espaces libres, petites cavités qui étaient remplies de fibrine *jaunâtre, décolorée et presque blanche*. Cette disposition donnait à l'intérieur des veines un aspect semblable à celui d'un tissu caverneux. Le stylet passait d'une petite cavité dans l'au-

---

(1) *Comptes rendus de la Société de biologie*, décembre 1858.

tre, puis arc-boutait contre la paroi vasculaire, puis retombait dans une autre cavité de forme variable, pour finir par retomber dans la lumière du vaisseau.

Côté droit : Les veines fémorale et iliaque externe présentaient les mêmes lésions à un degré moins avancé.

Dans la veine fémorale droite on observait un très-beau caillot adhérent, rosé, strié, envoyant des prolongements celluleux à la paroi veineuse, et segmenté lui-même par un cloisonnement celluleux de formation récente; dans la veine iliaque externe, dont les parois n'étaient que faiblement épaissies, et dont la séreuse était normale, on remarquait un très-beau caillot fibrineux de 8 à 10 centimètres de long, entièrement libre d'adhérences. Ce caillot était creux, à la maniere d'une gaine vasculaire; les parois étaient épaissies et résistantes; dans sa cavité il renfermait de la fibrine ramollie en petite quantité, puis des prolongements et trabécules analogues à ceux qui ont été déjà notés.

En un endroit de sa longueur, immédiatement au-dessus de l'arcade de Fallope, cette gaine fibrineuse renfermait un autre caillot qui se terminait en cône tronqué et se reliait par son extrémité inférieure avec le caillot de la veine fémorale.

En coupant perpendiculairement les vaisseaux qui présentaient la structure caverneuse, la section les montrait divisés par une ou plusieurs cloisons celluleuses très-résistantes, qui leur donnaient l'aspect de fusils à double, triple, quadruple canon. En pressant le vaisseau avec le manche du scalpel, on faisait saillir les extrémités des caillots fibrineux qui comblaient les différentes loges cellulaires.

La veine cave inférieure renfermait un caillot continu avec les caillots des veines iliaques. Ce caillot était fibrineux, terminé en cône à surface lisse; il était adhérent et renfermait une grande quantité de fibrine ramollie.

L'examen microscopique, fait avec l'aide de M. le Dr Charcot, a donné les résultats suivants :

Les lamelles organisées offraient, à un grossissement de 360 diamètres une structure fibro-celluleuse et des dépôts considérables de matière amorphe, avec un grand nombre de globules graisseux de petite dimension.

2° Les lamelles en voie de formation présentaient la même structure, avec cette différence que les fibres-cellules étaient plus rares et moins bien accusées.

3° L'examen de la fibrine dégénérée présentait de la matière amorphe, des fragments de fibrine, des globules de sang pâles, des globules graisseux libres et des globules blancs gorgés de graisse, très-gros et identiques à ceux que M. Charcot a décrits dans les caillots du cœur.

L'analyse de cette intéressante observation nous apprend que si le ramollissement du caillot se produit habituellement du centre à la périphérie, il n'en est pas toujours ainsi, et que des points irrégulièrement disposés peuvent devenir le siége de ces modifications. La veine oblitérée prend alors une structure caverneuse, et l'on rencontre quelquefois une disposition analogue dans les obturations de l'artère pulmonaire. Il peut même arriver quelquefois que le bouchon fibrineux se réduise en matière pultacée sur un point quelconque de son étendue, sans que les autres parties du caillot aient participé à cette altération localisée : la masse oblitérante se trouve alors coupée en deux. Il ne s'agit point, en pareil cas, d'une phlébite enkystée, comme on pourrait le supposer, mais bien d'un ramollissement local du caillot obturateur, comme on le voit dans l'observation suivante :

OBSERVATION V.

Phlegmatia alba dolens chez un sujet tuberculeux ; oblitération de la veine fémorale jusqu'au pli de l'aine ; ramollissement circonscrit du caillot vers le milieu de sa longueur.

F..... (Désiré), âgé de 34 ans, employé, est entré, le 29 septembre 1858, à l'hôpital de la Pitié, dans le service de M. Becquerel, salle Saint-Raphaël, n° 18.

Ce malade offre les symptômes d'une phthisie au début depuis l'année dernière. Première hémoptysie il y a huit mois, suivie de plusieurs autres depuis.

L'auscultation fait constater des râles muqueux, de la matité, de la pectoriloquie au sommet gauche.

L'œdème du membre inférieur droit a débuté le 25 octobre, et n'a pas cessé de s'accroître jusqu'à la date du décès, le 18 novembre suivant.

Autopsie. — Cavernes volumineuses aux deux sommets, principalement à gauche ; pneumonie du lobe inférieur droit.

Caillots mous dans les quatre cavités du cœur ; point d'obstruction de l'artère pulmonaire.

Un caillot blanc, ferme et résistant, occupe la veine fémorale, à partir du pli de l'aine ; il se termine par une extrémité lisse, arrondie, libre de toute adhérence aux parois du vaisseau, qui se prolonge jusqu'à l'embouchure de l'iliaque externe dans l'iliaque primitive.

Dans tout le reste de son étendue le caillot est adhérent, sauf sur un seul point ; il occupe les veines fémorales, fémorale superficielle, poplitée, tibiales antérieures et postérieures jusqu'à 2 centimètres de la malléole interne ; à partir de ce point, les veines sont occupées par des caillots cruoriques.

La veine fémorale s'unit à la profonde à 5 centimètres au-dessous du pli de l'aine. Immédiatement au-dessus de ce point, la veine est remplie, dans une étendue de 2 centimètres, d'une matière d'un blanc jaunâtre, d'une consistance pultacée et parfaitement homogène; on retrouve au-dessus le caillot blanc, fibrineux et résistant, qui adhère aux parois de la veine jusqu'au niveau de l'arcade de Fallope; on retrouve également au-dessous un caillot fibrineux adhérent qui remplit la veine et ses principales ramifications.

Les deux caillots, inférieur et supérieur, se terminent au niveau de ce ramollissement par une pointe mousse, arrondie; ils ne communiquent entre eux par aucun prolongement fibrineux.

Les parois vasculaires sont dépolies, tomenteuses, et légèrement épaissies sur toute l'étendue de l'oblitération; il n'existe aucun caractère particulier au niveau du point ramolli.

Examinée au microscope, la matière pultacée que nous venons de décrire présente quelques fibrilles rompues, des globules blancs, et des gouttelettes graisseuses en fort grande abondance; on n'y rencontre ni globules rouges ni globules purulents.

Les vaisseaux du membre inférieur gauche ne présentent aucune obstruction de ce genre.

La disposition anatomique sur laquelle nous venons d'appeler l'attention est sans doute exceptionnelle, car nous ne l'avons rencontrée qu'une seule fois dans nos autopsies: nous n'avons d'ailleurs rencontré aucun cas semblable dans les auteurs que nous avons consultés. Il ne s'agit point évidemment d'une phlébite enkystée, car l'analyse microscopique n'a démontré, au sein de la veine, aucune trace de pus; il s'est produit sur ce point sans doute un travail analogue à celui qu'on observe dans les kystes dits purulents du cœur, et que nous examinerons plus loin: il s'agit d'une simple désagrégation de la fibrine, qui en précède les transformations ultérieures, ainsi que nous le verrons ailleurs. Mais pourquoi ce travail localisé sur un point circonscrit, sur une portion de caillot, lorsque dans son ensemble ce bouchon fibrineux n'offrait aucune autre altératiou de ce genre? C'est ce que nous ne sommes nullement préparé à expliquer ; nous avons dû nous borner à constater le fait anatomique, dans l'espoir d'appeler l'attention des observateurs sur ce point.

On pourrait rapprocher de la variété que nous venons de décrire une forme singulière de thrombus, dont M. le Dr Charcot a vu quelques exemples. Une veine tributaire oblitérée vient se jeter dans une veine principale entièrement libre ; le caillot obturateur, en se prolongeant, parvient dans le vaisseau d'ordre supérieur ; là, trouvant de toutes parts le champ libre, il se développe à la fois en haut et en bas, marchant ainsi, d'un côté, à la rencontre des coagulations formées dans la partie inférieure du vaisseau qu'il envahit, et de l'autre côté se dirigeant sur les voies ouvertes de la grande circulation.

Enfin la dernière forme qui nous reste à décrire a été signalée par Virchow ; ce sont les caillots *pariétaux* ou *latéralisés*, dans lesquels la concrétion n'adhère qu'à une portion de la circonférence du vaisseau, laissant un canal plus ou moins large au sang ; la circulation n'est donc jamais interrompue. Une pareille disposition doit évidemment favoriser le déplacement des parcelles désagrégées du caillot, puisque le sang continue à en balayer sans cesse la surface.

En résumé, nous voyons qu'il existe au moins cinq formes distinctes de thrombose dans les veines périphériques, en ne tenant compte que des dispositions purement anatomiques ; ce sont :

1° Le caillot terminé par un kyste céphalique, ou caillot à tête de serpent ;

2° Le caillot canaliculé, ou caverneux ;

3° Le caillot interrompu sur un point de son étendue ;

4° Le caillot dont l'extrémité se développe en haut et en bas, ou caillot à tête de clou ;

5° Enfin le caillot pariétal, ou latéralisé.

B. *Des végétations fibrineuses du cœur droit.*

Les diverses variétés de polypes et de dépôts fibrineux qu'on rencontre dans le cœur gauche peuvent également siéger dans le cœur droit ; détachés de leur adhérence, des fragments de ces concrétions peuvent être lancés dans l'artère pulmonaire, et devenir le noyau d'une obstruction métastatique. Mais, autant ce mode de production des embolies est fréquent dans l'arbre aortique, autant il est rare dans les vaisseaux du poumon : dans le système artériel, c'est la règle ; dans le système à sang noir, c'est l'exception.

C. *Des thromboses spontanées de l'artère pulmonaire.*

Il existe incontestablement des cas où des causes générales ont amené la coagulation spontanée du sang dans les ramifications du tronc pulmonaire, en dehors de l'intervention de toute cause mécanique ; mais les faits de ce genre sont probablement beaucoup moins nombreux qu'on ne l'avait admis jusqu'à présent. Quoi qu'il en soit, les dépôts fibrineux de ce genre doivent évidemment présenter des caractères spéciaux, et qui nous permettront plus tard de les distinguer des caillots emboliques.

1° C'est dans les petites ramifications qu'ils doivent nécessairement prendre naissance. Il est, en effet, difficile de concevoir la formation d'un caillot, sans adhérence aux parois vasculaires, au beau milieu du tronc pulmonaire ou de ses principales branches ; que devient alors la force impulsive du cœur ? Sauf le cas de prolongements fibrineux d'un polype du ventricule droit, nous ne saurions admettre une origine semblable pour les obstructions de l'artère pulmonaire ; ce n'est, tout au plus, que dans les derniers instants de la vie qu'une pareille stase de la circulation est concevable.

2° Une fois les petites ramifications oblitérées, le caillot peut remonter jusqu'aux branches principales de l'artère, sans en oblitérer

complétement la lumière ; le sang circule entre les parois du vais-
sceau et le cylindre fibrineux ; c'est ce qui existait dans l'un des faits
que nous avons rapportés (obs. 2).

3° Il résulte de cette disposition que le caillot n'offre point d'adhérences avec la surface interne de l'artère.

4° L'extrémité terminale du caillot, celle qui est tournée vers le
cœur, est lisse, arrondie et régulière, comme on le voit dans l'obs. 2.
C'est la reproduction d'un phénomène déjà signalé dans les veines.

5° Les cylindres oblitérants qui occupent les vaisseaux pulmonaires
sont blancs, denses, résistants, *et d'une structure homogène ;* en général, des couches de fibrine blanche, condensée, stratifiée, en occupent la périphérie, un coagulum mou le centre : mais cette disposition persiste dans toute la longueur du cordon fibrineux.

D. *Des métamorphoses régressives de la fibrine coagulée dans les vaisseaux.*

A peine le caillot est-il formé au sein d'un vaisseau, qu'un travail
physiologique s'en empare, pour aboutir soit à son organisation,
soit à sa désorganisation : destiné à combler définitivement les vaisseaux qu'il occupe, ou à disparaître en entier, pour laisser rentrer
le sang dans les anciennes voies, il ne saurait en aucun cas rester
stationnaire. Occupons-nous donc des modifications qu'il subit ; il
est aisé de comprendre combien la question touche de près à la doctrine des embolies.

Dans le recueil d'expériences annexé à son immortel ouvrage,
Bacon (1) décrit un procédé pour utiliser les viandes de rebut, en

---

(1) «Omnis caro plerumque in pinguem substantiam vertí potest, si minutím
«dissecetur, partesque indantur vitro membrana clauso, quod per sex septemve
«horas aquæ bullienti imponatur» (Bacon, *Sylva sylvarum*, centurie VII, expérience 78).

les transformant en graisse. Telle est la première indication scientifique des métamorphoses de ce Protée, que nous appelons aujourd'hui la fibrine. Il s'agit de l'adipocire, cette substance singulière,
dont l'origine et le mode de formation ont été si longtemps un sujet
de controverse parmi les chimistes. On s'est demandé si, dans cette
circonstance, une matière azotée se transformait bien réellement en
un principe ternaire. Gay-Lussac ne le croyait pas : il pensait que les
procédés mis en usage avaient tout simplement pour résultat de mettre en liberté la graisse déjà contenue dans la chair musculaire, en
faisant disparaître les autres éléments.

Malgré l'autorité d'un si grand nom, c'est l'opinion contraire qui
a prévalu : il est aujourd'hui bien avéré qu'on obtient une quantité
de matière adipeuse presque égale en poids à la chair employée.

Déjà, vers la fin du XVIIIe siècle, le Dr Gibbes (1) annonçait à la
Société royale de Londres qu'il avait réussi par divers procédés à
transformer en graisse d'énormes quartiers de viande, et même un
bœuf tout entier. Depuis cette époque on a pu se convaincre que le
tissu musculaire se transforme avec la plus grande facilité en adipocire, au contact des acides affaiblis, de l'alcool, et même de la bile
(Brande).

Des expériences analogues ont été répétées sur la fibrine coagulée
au dehors des vaisseaux. Le Dr Ure a trouvé (2) que cette substance,
au contact prolongé de l'alcool ou de l'éther, se transformait en
graisse ; et M. le professeur Wurtz, en l'abandonnant au contact de
l'air pendant les chaleurs de l'été, a obtenu un liquide putréfié, qui
renfermait de grandes quantités d'acide butyrique (3).

Dans un travail fort intéressant sur l'atrophie graisseuse du cœur,
le Dr Quain s'est livré à de nombreuses expériences sur ce sujet (4).

---

(1) *Philosophical transactions*, 1794.
(2) Ure, *Dictionary of chemistry*, art. *Fibrin*.
(3) *Annales de chimie et de physique*, 3e série, t. XI, p. 253.
(4) *Medico-chirurgical transactions*, t. XXXIII.

Le cœur parfaitement sain d'un enfant de 6 ans, mort en quelques heures des suites d'une brûlure fort étendue, a été conservé dans de l'alcool étendu de sept huitièmes d'eau : au bout de quelques mois, il était complétement transformé en graisse. L'auteur rappelle, à ce sujet, les expériences de Brande (1), qui a obtenu de l'adipocire en faisant réagir de l'acide nitrique affaibli sur la fibrine du sang et quelques autres substances albuminoïdes; et pour ce qui touche aux changements qui s'accomplissent au sein de l'économie vivante, il rapporte une observation d'Archibald Hall (2), dans laquelle on voit un épanchement sanguin se convertir en graisse, après un espace de trois mois. On sait également que Michaëlis, de Prague, (3) a réduit un fragment de muscle à l'état graisseux, en le laissant séjourner dans le péritoine d'un chien ; exemple frappant de la puissance exercée par les forces vives de l'économie sur les produits organiques abandonnés à leur action ! On prévoit aisément, d'après cette expérience, quel est le sort réservé aux extravasations logées dans les cavités séreuses, au moins pour ce qui concerne la partie solide du caillot.

Enfin, dans son excellent traité de chimie physiologique, M. le professeur Lehmann admet que de la graisse peut se former aux dépens de toutes les matières albuminoïdes du sang, bien que la réalité de ce fait ne lui paraisse pas *chimiquement* démontrée (4).

Il nous parait inutile de multiplier les citations à cet égard : on ne songe plus à contester aujourd'hui que la fibrine de la chair musculaire, ainsi que celle qui constitue le substratum solide des coagulums sanguins, est susceptible d'éprouver la régression graisseuse,

---

(1) *Cyclopedia of anatomy and physiology*, t. I, p. 56.

(2) *British american journal of medical science*, t. I, p. 61.

(3) *Die resorption fester Exsudate auf dem wege der Fettdegeneration*, etc. etc., in *Pragervierteljahrschrift*, 1853, Band IV.

(4) *Chimie physiologique*, p. 132.

soit au dehors, soit au dedans de l'économie ; resterait à savoir si
ce n'est point par une espèce de substitution que s'opère ce changement, à l'intérieur de l'organisme, comme dans cértains cas d'atrophie musculaire progressive, où les fibrilles sont remplacées, après
leur disparition, par des vésicules adipeuses (1).

Mais ce n'est pas aux modifications de la fibrine prise en dehors
des vaisseaux que nous avons affaire : c'est à l'intérieur de ces ré-
servoirs naturels qu'il importe d'en suivre les transformations.

Une question préalable se présente tout d'abord. Les concrétions
sanguines formées au sein des vaisseaux sont-elles des corps vivants,
susceptibles d'acquérir une structure plus élevée ? Les plus grandes
divergences se manifestent à cet égard parmi les auteurs. Laënnec,
Legroux, MM. les professeurs Andral et Bouillaud, convaincus
qu'un réseau vasculaire peut se développer à l'intérieur de ces caillots, leur reconnaissent la faculté de s'organiser ; car la vascularisa-
tion est évidemment ici la preuve d'une vitalité réelle. M. le professeur Andral cite à ce sujet une observation de Burns, qui trouva
un caillot ossifié dans le cœur, et le fait de Cruwel, dont nous avons
déjà parlé. Hope admet que la fibrine déposée dans les cavités du
cœur est organisable au même degré que la lymphe plastique.

Cette opinion, défendue par tant d'autorités respectables, a cependant rencontré de vaillants adversaires : Kreysig et Meissner l'ont
vivement combattue : Bellingham considère la fibrine comme un
produit amorphe, incapable de s'organiser ou d'adhérer, par des
prolongements celluleux, aux parois du cœur (2). Le pus, quand il
existe dans un caillot, serait toujours, d'après lui, le résultat d'une
phlébite.

M. le professeur Cruveilhier n'admet point qu'une concrétion

---

(1) Consultez, à ce sujet, l'excellent article de M. Ch. Robin inséré dans
l'*Anatomie pathologique générale* de M. le professeur Cruveilhier, t. III, p. 267.

(2) *On diseases of the heart*, t. 1, p. 234.

sanguine jouisse de la vie : il la croit incapable de s'organiser et
de se pénétrer de vaisseaux. Le réseau sanguin qu'on a cru trouver quelquefois au sein des caillots anciens n'est formé que par
des globules emprisonnés dans la trame fibrineuse (1).

De son côté, M. Barth (2) a déclaré que jamais il n'avait trouvé
de vaisseaux, ni d'organisation intérieure, dans de semblables concrétions.

Dezeimeris (3) fait observer que les lois de la physiologie s'opposent à ce qu'il puisse se former dans la masse du sang une matière
organique nouvelle, et surtout à ce que cette matière, ainsi formée
puisse adhérer aux parties voisines et faire corps avec elle.

Nous citerons enfin l'opinion d'un des micrographes les plus com-
pétents en pareille matière. « La fibrine exsudée ou épanchée, dit
M. Robin (4), ne s'organise jamais ; elle se résorbe et forme corps
étranger, à l'inverse de la lymphe plastique ou blastème exsudé
par les capillaires. . . . . Les stries rouges qu'on observe sur
ces caillots et qui ont été prises pour des capillaires sont constituées
uniquement par la matière colorante du sang ; mais on n'y a jamais
rien vu qui rappelle la structure des vaisseaux de nouvelle formation,
telle qu'on l'observe dans les tumeurs bourgeonnantes ou les tissus
de l'embryon. »

Cette distinction avait été d'ailleurs entrevue par Morgagni : il ne
veut pas qu'on confonde les adhérences dues aux radicules des polypes entre les colonnes charnues du cœur, avec une continuation
directe des fibres, et une organisation vasculaire qui transformerait
la fibrine en tissu vivant (5).

---

(1) *Traité d'anatomie pathologique*, t. III, p. 383.

(2) *Bulletins de la Société anatomique*, t. XXIII, p. 883.

(3) Dict. en 30 vol., art. *Polypes du cœur*.

(4) Robin et Verdeil, *Chimie physiologique et pathologique*, t. III, p. 262.

(5) Lettre XXIV.

Dans ses intéressantes recherches sur la guérison spontanée des anévrysmes, M. Broca (1) a traité cette question avec toute la supériorité de son talent. Il établit une distinction fondamentale entre les caillots mous, qu'il appelle passifs, et les couches blanches et résistantes de fibrine stratifiée qu'on trouve sur les parois des poches anévrysmatiques ; il leur donne le nom de caillots actifs, et n'est pas éloigné de les considérer comme des tissus vivants. Il convient toutefois qu'il est fort douteux que ces dépôts se pénètrent jamais de vaisseaux, si ce n'est dans la couche la plus superficielle et la plus voisine des parois artérielles : cependant il rappelle que Kiernan a réussi à injecter un caillot qui oblitérait la veine porte. — S'il nous était permis d'émettre une opinion personnelle à cette égard, nous dirions que l'injection d'un caillot ne prouve rien, tant que l'on n'aura pas démontré la présence de la membrane interne des vaisseaux dans ces prétendus canaux vasculaires. D'ailleurs il s'opère un double travail à l'intérieur du coagulum fibrineux ; d'une part ses éléments constitutifs tendent à disparaître progressivement : d'une autre part, il se pénètre de lymphe plastique, élément organisable par excellence, au sein duquel des vaisseaux pourront fort bien se développer. — Il importe peu, dit M. Broca, de savoir si c'est dans le caillot lui-même ou dans la lymphe plastique dont il est pénétré, que s'opère ce travail. Nous croyons, au contraire, qu'il n'est pas sans importance, au point de vue pathologique, d'établir cette distinction : c'est ce que nous allons prouver maintenant.

Si les dépôts fibrineux ne sont pas des tissus vivants, comment seraient-ils susceptibles de s'enflammer et de suppurer ? On comprend sans peine que les auteurs qui considèrent le caillot comme un tissu vivant lui accordent la faculté de traverser les diverses phases de l'inflammation ; on comprend en même temps que cette opinion devient inadmissible pour ceux qui regardent de pareilles

---

(1) *Traité des anévrysmes*, p. 124 et *passim*.

concrétions comme de simples *précipités* de fibrine. Voilà pourquoi la formation du pus au sein des caillots a provoqué des interprétations si différentes : au reste Laënnec (1) et M. le professeur Andral (2), tout en admettant la vie propre des caillots, sont d'avis que la matière puriforme qu'on rencontre quelquefois à leur intérieur est souvent le résultat d'une dissociation des éléments de la fibrine. D'autres observateurs, parmi lesquels il faut tout d'abord citer M. le professeur Cruveilhier (3), ont admis que tantôt le pus se trouvait sécrété par la membrane interne du cœur, et enclavé dans la formation du caillot ; tantôt, au contraire, qu'il pénétrait au centre du kyste par une sorte d'endosmose.

Avant d'aborder la solution définitive de cette partie de la question, nous rappellerons que parmi ces altérations pathologiques du caillot, on avait signalé des matières d'apparence encéphaloïde. Dupuytren, cité par M. Bouillaud (4), considère le prétendu cancer du sang comme une matière puriforme développée par la chaleur dans des concrétions qui, n'étant pas soumises au contact de l'air, et se trouvant de toutes parts environnées par le sang, n'ont pu se décomposer autrement. M. Gubler, dans une discussion soutenue à la Société médicale des hôpitaux (5), fit connaître les résultats qu'il avait consignés dans un mémoire inédit ; il a trouvé une structure constamment la même aux concrétions sanguines : en dehors, une couche fibrineuse ; en dedans, un caillot noir ; entre ces deux couches, une troisième, quelquefois isolée, quelquefois continue par places, et constituée uniquement par des globules blancs dont l'aspect donne l'idée d'une lésion encéphaloïde de sang.

---

(1) *Traité d'auscultation médiale,* t. III, p. 345.

(2) *Traité d'anatomie pathologique,* t. II, p. 338.

(3) *Traité d'anatomie pathologique,* t. III, p. 391.

(4) *Traité des maladies du cœur,* t. II, p. 714.

(5) **22 septembre 1857.**

Nous sommes aujourd'hui en mesure de prouver que ces diverses altérations ne sont en réalité qu'un simple produit de désagrégation de la fibrine. Dès 1839, Gulliver avait prouvé que, dans l'intérieur d'un coagulum sanguin, il se formait des collections puriformes, qui ne sont en réalité que de la fibrine désagrégée, nageant dans un liquide séreux (1). Addison avait depuis longtemps insisté sur la fluidité de la fibrine dans certains cas de *phlegmatia alba dolens*; et dans un article de la *Gazette médicale de Londres* (2). Burrows avait signalé des faits analogues. Enfin Hughes (3), écrivait, au sujet des kystes du cœur, les lignes suivantes : «Je ne crois pas qu'il existe jamais du pus dans de semblables concrétions; la partie du caillot qui s'est formée la première, subissant les lois ordinaires qui régissent la matière inorganique, se ramollit peu à peu, tombe en déliquium, et constitue un liquide puriforme.... On voit par là que la présence d'un liquide, au sein de ces végétations globuleuses, loin de démontrer, à mes yeux, l'existence d'une organisation fort avancée, me paraît au contraire établir que de pareils dépôts sont entièrement incapables de s'organiser.»

Nous voyons cependant M. le professeur Stokes (4), de Dublin, émettre une opinion tout opposée dans son traité des maladies du cœur. Après avoir cité plusieurs observations de kystes semblables, il admet sans réserve que c'est bien réellement du pus qui est contenu dans l'intérieur de ces concrétions.

Pendant que ces travaux se poursuivaient en Angleterre, un mouvement analogue avait lieu en Allemagne. Virchow inaugurait la longue et brillante série de ses études sur les coagulations sanguines. Rokitansky, Donders et Jansen, publiaient des faits qui per-

---

(1) *Medico-chirurgical transactions*, 1839, p. 144.
(2) Tome XV.
(3) *Guy's hospital reports*, 1839, n° 8, p. 137.
(4) *Diseases of the heart*, p. 119; Dublin, 1853.

mettaient d'établir, d'une manière bien positive, la régression de la fibrine au sein des caillots, et la production d'un liquide formé du détritus de ces coagulums sanguins.

Ces opinions, déjà parfaitement établies à l'étranger, étaient encore inconnues en France, lorsqu'en 1851, M. Charcot présenta à la Société de biologie (1) un mémoire sur les kystes purulents du cœur, dans lequel, au sujet d'une observation fort remarquable, il discute la nature des liquides renfermés dans de semblables végétations.

Il s'agit d'un sujet dont le ventricule droit renfermait deux kystes, remplis au centre par un liquide épais, crémeux, verdâtre, tout à fait semblable au muco-pus qu'on rencontre quelquefois dans les bronches, chez les sujets atteints d'anciennes affections catarrhales.

« En portant sous le microscope une gouttelette de cette matière puriforme, dit M. Charcot, on remarque qu'elle est composée 1° d'une substance amorphe, qui ne paraît être autre chose que de la fibrine désagrégée ; 2° d'une quantité prodigieuse de granulations moléculaires ; 3° d'un certain nombre de globules, arrondis, pâles, un peu plus volumineux que les globules rouges de sang. Ces globules contiennent un certain nombre de granulations analogues à celles qui sont libres dans le liquide ambiant ; ils ne contiennent pas de noyau distinct. Quelques-uns de ces globules sont parfaitement sphériques ; d'autres présentent çà et là des aplatissements et des bosselures, résultats d'un commencement d'altération. Aucun globule muni des caractères anatomiques distinguant les vrais corpuscules du pus ne se rencontre ; tous sont constitués comme nous avons dit plus haut. Ces raisons font penser qu'il s'agit ici non pas de globules de pus modifié, ni même de globules dits *pyoïdes*, mais bien de véritables globules blancs de sang. »

---

(1) *Comptes rendus de la Société de biologie*, 1851, p. 189.

Nous voyons dans cette observation un liquide offrant a l'œil nu tous les caractères du pus, qui ne renfermait en réalité que les éléments de la fibrine dégénérée. Dans tous les cas analogues où l'analyse microscopique a été pratiquée, le résultat a été le même ; on pourrait donc affirmer que, dans les cas où elle n'a pas eu lieu, l'existence de pus proprement dit, au sein du caillot, n'est aucunement démontrée.

Les conclusions de l'auteur sont empreintes d'une modération que nous aurons soin d'imiter. Sans nier d'une manière absolue l'existence de concrétions polypeuses suppurées, que tant d'illustres observateurs ont admise, il croit que, dans un grand nombre de cas, la matière puriforme n'est que du pseudo-pus, le produit d'une désagrégation de la portion centrale du caillot (1).

Cette idée se trouve exprimée d'une manière bien plus absolue dans le traité de chimie physiologique de MM. Robin et Verdeil (2) ; suivant ces auteurs, le liquide rencontré au sein des végétations globuleuses n'est *jamais* du pus ; ce n'est qu'un amas de fines granulations de fibrine désagrégée, nageant dans un liquide séreux, et mélangées habituellement de globules blancs très-abondants ; dans les cas où ce liquide est coloré, il renferme des globules rouges ou des fragments de globules.

L'opinion émise par ces observateurs a maintenant acquis droit de domicile dans la science. Les recherches ultérieures de Virchow ont contribué à fixer les idées à ce sujet, et l'atlas d'anatomie pathologique de M. le professeur Lebert renferme quelques exemples de cas analogues.

On est donc aujourd'hui parfaitement fondé, lorsqu'il n'existe au-

---

(1) Dans un second travail, inséré dans les *Mémoires de la Société de biologie* (1854), M. Charcot a fait connaître de nouvelles recherches qui confirment ses idées à ce sujet.

(2) *Chimie physiologique et pathologique*, t. III, p. 262.

cune source de pus voisine d'un caillot, à regarder le liquide qu'il renferme comme le produit de la régression habituelle de la fibrine. Mais avant d'en venir là, cette substance éprouve des modifications intermédiaires; d'abord filamenteuse, et composée de fibrilles caractéristiques, entremêlées de granulations, elle se réduit en petits corpuscules amorphes, et se dissocie peu à peu. Examinée au microscope, elle renferme à cette période, d'après M. Cohn (1), des granulations protéiques, des globules blancs, des restes de matières colorantes du sang, des vésicules graisseuses, et une grande quantité de globules pigmentaires.

Pendant que ces changements s'accomplissent, il se produit une modification profonde dans la composition chimique de la fibrine; elle peut subir la dégénération amylacée (2), et dans ce cas elle présente avec l'iode la réaction bleue caractéristique; mais c'est la dégénération graisseuse qui domine dans l'immense majorité des cas, et c'est sans doute à la suite de ce travail que s'accomplit la résorption complète du caillot, qui disparaît par un mécanisme facile à concevoir. Il en résulte que les dissolvants des matières grasses, l'éther, les carbonates alcalins, et plus spécialement le sulfure de carbone, auront la propriété de dissoudre presque en entier les parties centrales du caillot, lorsqu'il est d'ancienne date, sans exercer jamais la moindre action sur les caillots récents : nous avons vérifié ce fait à plusieurs reprises, principalement chez les femmes mortes des suites de couches; on pouvait, en pareil cas, assigner une date assez précise à la formation d'un caillot : celle de l'accouchement. Les granulations moléculaires, et les globules blancs altérés qui forment avec les vésicules graisseuses la presque totalité du caillot, à une époque avancée, se dissolvent rapidement dans le sulfure de carbone, mais résis-

______

(1) *Op. cit.*, p. 61.

(2) Friedreich, cité par M. Cohn, est le premier qui ait signalé cette métamorphose.

tent davantage à l'action de l'éther ; nous donnons donc la préférence au premier de ces deux réactifs, lorsqu'il s'agit de constater
les progrès relatifs de la régression de la fibrine ; c'est là, selon
nous, l'un des meilleurs moyens de diagnostiquer l'âge, et de constater l'origine de deux fragments fibrineux situés sur des points
plus ou moins éloignés de l'arbre vasculaire.

Au reste, la composition probablement très-complexe de la fibrine à l'état normal (1) permet aisément de comprendre, même
en dehors des actions physiologiques, la nature essentiellement diverse des transformations qu'elle peut subir ; mais la modification
graisseuse est la règle ; les autres ne sont que des exceptions. Sans
doute, la fibrine peut s'incruster de sels calcaires, subir une sorte d'ossification, et donner ainsi des phlébolithes ou des concrétions ossi-
formes, mais ce n'est là, pour nous, qu'un phénomène purement
mécanique. Il n'en serait pas de même si le caillot pouvait donner
naissance à du tissu celluleux et contribuer ainsi à l'occlusion permanente du vaisseau ; mais nous avons déjà fait connaître notre opinion à cet égard : nous considérons la fibrine comme un simple pré-
cipité, incapable de recevoir une organisation plus avancée.
Rappelons, à cette occasion, la loi si remarquable formulée par M. le
professeur Cruveilhier : les tissus compliqués peuvent acquérir une
structure plus simple, ils peuvent dégénérer ; mais l'inverse n'a jamais lieu. Nous croyons donc que dans les cas d'oblitération permanente, les parois du vaisseau sécrètent de la lymphe plastique, à
mesure que le caillot se résorbe ; c'est ainsi qu'un canal autrefois
parcouru par le sang se transforme en un simple cordon celluleux.

Pour résumer en quelques lignes les conclusions de ce long article, nous ferons observer :

---

(1) Lehmann, *Lehrbuch der physiol. Chemie*, t. I, p. 361. — Consultez, à cet
égard, l'intéressant travail de MM. Leconte et de Goumoëns dans les *Comptes
rendus de la Société de biologie*, t. V ; 1853.

1° Que dans l'immense majorité des cas, le caillot se termine par une extrémité régulière, offrant une conformation spéciale ;

2° Que la forme arrondie de ce prolongement est un indice de la conservation intégrale du caillot sur le point où il s'est développé ;

3° Que dans les cas où la tête du caillot est brisée, il faut s'attendre à en rencontrer les fragments dans les vaisseaux du poumon ;

4° Que les dispositions anatomiques, qui permettent au courant sanguin de venir balayer la surface du caillot, favorisent la production des embolies ;

5° Que les métamorphoses régressives de la fibrine coagulée accélèrent la séparation de ces fragments, en diminuant la consistance du cylindre fibrineux ;

6° Enfin, que les caillots spontanément formés dans l'artère pulmonaire, en l'absence de toute lésion des solides, offrent une certaine analogie de forme avec les thrombus veineux.

§ II. — DES EMBOLIES PULMONAIRES.

La circulation pulmonaire, qui, semblable à la grande circulation, présente trois ordres de vaisseaux, peut, elle aussi, devenir le siège de trois variétés d'embolies, artérielles, capillaires et veineuses. Nous aurons donc à passer successivement en revue ces trois ordres de lésions ; mais ce sont les embolies artérielles qui devront attirer plus spécialement notre attention.

A. *Des embolies artérielles du poumon.*

Projetée dans l'artère pulmonaire, après avoir franchi l'oreillette et pénétré dans le ventricule droit, la masse embolique s'enclave dans l'une des ramifications du vaisseau ; quelquefois elle en oblitère l'une des bifurcations primitives ; d'autres fois elle occupe des ramifications de deuxième ou de troisième ordre. Il existe enfin, comme nous venons de le dire, des embolies capillaires.

C'est en général au niveau d'une bifurcation artérielle que vient se fixer le tampon fibrineux ; on le trouve alors sous forme d'une masse blanchâtre, de volume et d'aspect variables, envoyant des prolongements dans les branches qui naissent du tronc oblitéré, et contrastant par sa couleur avec le coagulum récent qui s'est déposé en avant, en arrière, et même autour d'elle. Presque toujours le caillot migratoire est libre d'adhérence aux parois vasculaires ; quelquefois cependant il en présente, à un degré plus ou moins prononcé ; nous en avons rapporté quelques exemples (obs. 14 et 15). Entouré, sur une partie au moins de sa circonférence, d'une couche rougeâtre, d'origine récente, il offre, quant à sa constitution intime, de notables différences, qui résultent de la manière dont il s'est formé ; dans la majorité des cas, des fragments détachés d'un thrombus situé dans les veines périphériques ont apporté successivement leur tribut à l'oblitération pulmonaire : on voit alors, au sein de l'arbre vasculaire, plusieurs caillots disséminés (obs. 29) ; quelquefois cependant il n'en existe qu'un seul, mais il est d'une forme irrégulière, et ne présente pas la moindre apparence de stratification. Dans d'autres cas, ainsi qu'on le verra plus loin, l'extrémité supérieure du thrombus veineux se détache toute entière, et parvient jusqu'au sein du vaisseau sans éprouver aucune modification ; c'est alors qu'il devient possible d'extraire le caillot obturateur de l'artère pulmonaire, et de l'adapter au sommet tronqué d'un cône fibrineux, développé sur un point périphérique de l'arbre vasculaire ; c'est là, comme on sait, un moyen de vérification souvent employé pour les embolies centrifuges, celles qui, parties du cœur gauche, vont se fixer dans l'une des artères principales de l'économie.

Il existe enfin des cas où le caillot a conservé des marques plus évidentes encore de son origine : ce sont ceux où un thrombus, récemment arrivé dans les vaisseaux du poumon ou les cavités du cœur, n'ayant encore subi aucune altération au contact des parois

de sa nouvelle demeure, conserve dans toute son intégrité la forme
qu'il avait au sein des veines ; on le voit alors donner naissance à
des prolongements ramifiés qui représentent les veines tributaires
du tronc principal, et permettent de fixer avec une certitude absolue le véritable point de départ du caillot migratoire. C'est ainsi
que dans l'une des observations de Virchow, un thrombus fibrineux blanc, ferme et résistant (1), fut trouvé dans le ventricule
droit, pelotonné sur lui-même : il offrait, après avoir été déroulé,
l'aspect d'une concrétion arborescente : on trouva dans la veine
crurale des traces non équivoques de phlébite, et le caillot déployé
répondait exactement à la disposition du tronc oblitéré et des vaisseaux tributaires. Notre 20e observation présente un magnifique
exemple d'une disposition semblable.

Il paraît difficile de pousser la démonstration plus loin ; cependant nous trouvons dans le mémoire de Paget un cas dans lequel
des fragments d'une tumeur encéphaloïde du foie, colorés en jaune
par la bile, furent trouvés au sein de l'artère pulmonaire ; ils y
avaient été transportés par les veines sus-hépatiques (2).

Mais on ne dispose pas toujours de caractères aussi précis pour
reconnaître le point de départ d'une embolie pulmonaire ; trop souvent le caillot, après un séjour plus ou moins prolongé dans l'artère, a perdu les caractères extérieurs qui en révélaient l'origine ;
il finit même par devenir anfractueux, se creuse de cavités multiples, et vient former des ponts irréguliers qui vont d'une paroi à
l'autre, à l'intérieur du vaisseau. Le seul terme de comparaison
qu'on puisse invoquer en pareil cas, pour constater l'identité d'une

---

(1) Obs. 11.

(2) *Op. cit.*, obs. 1re. Il est évident, d'après ce fait, que l'auteur connaissait
déjà le mécanisme qui préside au transport des embolies veineuses : comment
se fait-il que dans les cas où les lésions locales ne rendaient pas compte de
l'oblitération pulmonaire il n'ait pas songé à invoquer la migration d'un caillot
sanguin ?

masse embolique et d'un thrombus veineux, est fondé sur l'âge des caillots. Nous avons vu, en effet, que la fibrine, une fois concrétée, subit une série de transformations qui précèdent sa résorption ou sa dégénérescence complète. Il est donc possible, jusqu'à un certain point, de comparer la date probable de la formation d'un fragment fibrineux, avec l'âge des concrétions voisines, et de celles qui siégent à la périphérie du système vasculaire; c'est, en pareil cas, un moyen précieux d'investigation : car, si par l'inspection microscopique et les caractères cliniques, on parvient à établir que deux caillots situés l'un dans une veine, l'autre dans les poumons, ont dû se former vers la même époque, on a quelques motifs de croire qu'ils sont les fragments dissociés d'un seul et même dépôt, toutes les fois que les lésions locales sont insuffisantes pour rendre compte de l'obstruction pulmonaire.

Nous avons étudié avec attention ces caractères dans le chapitre précédent; et, comme dans plusieurs cas c'est sur l'emploi de ces moyens que repose tout espoir d'arriver à une solution définitive, nous croyons qu'on ne saurait y attacher trop d'importance. Ainsi, pour nous résumer, la disposition stratifiée du caillot, son ramollissement central, une désagrégation puriforme, des éléments micrographiques spéciaux, enfin la métamorphose graisseuse, tels sont les principaux caractères qui assignent aux caillots une date éloignée, et le sulfure de carbone est le réactif le plus sûr, le plus commode et le plus expéditif, pour constater la modification chimique survenue dans la composition de la fibrine.

Nous pouvons, à l'aide de ces moyens, affirmer que chez le même sujet deux coagulations veineuses sont ou ne sont pas du même âge; mais il est malheureusement impossible d'assigner une date précise à la formation du caillot, de lui attribuer positivement quelques mois, quelques semaines, ou quelques jours d'existence. C'est là une difficulté qui, d'après les conditions mêmes du problème, ne nous paraît pas susceptible de recevoir une solution scientifique : la régression de la fibrine coagulée n'est pas un phénomène d'ordre purement chimique, c'est un acte physiologique qui s'accomplit au sein de l'économie vivante; et qui ne sait combien les conditions si variables de la santé et de la maladie exercent une influence profonde sur l'activité des fonctions organiques? Comment comparer l'évolution des phénomènes qui s'accomplissent chez un adulte vigoureux, atteint d'une simple affection chirurgicale, avec la marche des symptômes observés chez un vieillard débile, frappé d'une cachexie profonde? La statistique ne devient-elle pas impossible dans les questions où chaque unité représente une valeur différente? Telle est, telle sera toujours la source des incertitudes que le vulgaire ne cesse jamais de reprocher à la médecine et aux hommes qui la cultivent; c'est à l'éternelle mobilité du sujet que correspondent les fluctuations inévitables de la science.

Les vivisections qui, dans d'autres circonstances, ont donné de si brillants résultats entre des mains habiles, ne nous paraissent point applicables au cas présent; car s'il existe, au point de vue physiologique, une différence fondamentale entre les espèces, c'est avant tout dans la composition du sang, c'est dans les propriétés plastiques de ce liquide, qu'il faut la chercher. On n'est donc pas autorisé, pour la question qui nous occupe, à conclure des animaux sains à l'homme malade : une pareille tentative supposerait un défaut de logique qui n'échappera sans doute à personne.

Nous croyons utile de résumer dans un petit tableau les caractères purement anatomiques qui, indépendamment de toutes coïncidences avec les thromboses veineuses, peuvent servir à distinguer les caillots autochthones des embolies pulmonaires.

Caillots spontanément formés dans l'artère pulmonaire.	*Caillots emboliques.*
Débutent par les petites ramifications; caillot arborescent.	S'arrêtent sur les éperons valvulaires, au niveau des bifurcations.
Structure homogène dans toute la longueur du caillot.	Masse blanchâtre environnée de coagulums mous.

<table>
<tr><td>Forme régulière, extrémité cardiaque arrondie.</td><td>Forme irrégulière.</td></tr>
<tr><td>Texture stratifiée.</td><td>Texture irrégulière.</td></tr>
<tr><td>Ne remplissent point exactement le calibre du vaisseau.</td><td>Distendent le vaisseau sans adhérer à ses parois.</td></tr>
</table>

B. Des embolies capillaires du poumon.

Lorsque des fragments fibrineux d'un très-petit volume, détachés soit des valvules du cœur, soit d'un polype globuleux du ventricule droit, soit enfin d'un point quelconque du système veineux, ont pénétré dans l'artère pulmonaire, c'est dans les capillaires qu'ils vont se loger : et lorsqu'un assez grand nombre de ces petits vaisseaux ont été oblitérés, il se produit des collections fibrineuses d'aspect variable, qu'on connaît sous le nom de dépôts fibrineux multiples. Beaucoup plus fréquents dans les viscères qui dépendent de la circulation générale, la rate, le foie, les veines, ils se rencontrent néanmoins quelquefois dans les poumons : notre 30e observation en fournit un exemple assez remarquable.

Par l'apparence extérieure, ces petits dépôts ressemblent aux noyaux anciens d'apoplexie pulmonaire, lorsque les matières colorantes du sang ont été résorbées : ils subissent les mêmes transformations que les épanchements sanguins ; d'abord blancs, fermes et compactes, ils se désorganisent, se ramollissent, deviennent d'abord bruns, puis verdâtres, et finissent par prendre l'aspect puriforme ; le poumon semble alors criblé de petites collections purulentes, dont quelques-unes en se réunissant, peuvent donner naissance à des foyers plus étendus.

Lorsque des masses d'un volume beaucoup moins considérable se sont formées, il est plus difficile d'en constater l'existence. Une exploration attentive fait alors reconnaître sur divers points de petites ecchymoses, légèrement saillantes, de couleur chamois, situées tantôt à la surface de l'organe, tantôt au sein même du parenchyme pulmonaire.

Une pneumonie circonscrite se développe souvent autour de ces petites masses, et provoque leur élimination ; mais cet accident se produit surtout lorsque des produits septiques ou purulents ont donné lieu à des embolies capillaires.

C. *Des embolies rétrogrades ou veineuses du poumon.*

Si l'artère pulmonaire, traversée par le sang de l'organisme tout entier, est le rendez-vous général de tous les caillots migratoires du système veineux (1), les veines correspondantes, à leur tour, transportent quelquefois dans la circulation générale des masses oblitérantes détachées de leurs adhérences ; le mécanisme qui préside au déplacement est identique dans l'un et l'autre cas.

Des concrétions sanguines, formées dans les veines du poumon, peuvent évidemment donner naissance à de pareils accidents ; toutefois il est rare d'y rencontrer des coagulations semblables à celles qui se produisent sur d'autres points de l'économie ; et les fonctions physiologiques de ces vaisseaux suffisent pour expliquer le fait. Les obstructions qui peuvent y siéger se rattachent presque toujours aux coagulumslogés dans l'oreillette gauche, lorsqu'elles ne proviennent point des fragments dissociés d'une tumeur voisine. Ce sont des cas de cette espèce qui ont été presque exclusivement rapportés par les auteurs. Chez un malade qui mourut d'un sphacèle pulmonaire, Virchow découvrit des foyers gangréneux dans le mésentère ; dans l'intérieur de ces masses putrides, on voyait plonger les ramifications de l'artère mésentrique (2).

Il faudrait, d'après le savant anatomiste, attribuer ces dernières

---

(1) Excepté les vaisseaux tributaires de la veine porte.

(2) Virchow, *Gesammelte abhaudlungen*, p. 420.

lésions à la migration de caillots fibrineux formés dans les veines pulmonaires voisines du foyer : ces vaisseaux contenaient en effet des caillots imprégnés de matières putrides. Dans un autre cas de gangrène pulmonaire, le foyer métastique s'était formé dans le cerveau (1).

On pourrait rapprocher de ces faits le cas intéressant que M. Lancereaux, alors interne de M. Rayer, a communiqué il y a quelques années à la Société anatomique (2). Le poumon gauche était en grande partie désorganisé par une masse encéphaloïde ; un fragment irrégulier, ressemblant un peu à un caillot fibrineux, mais qui d'après l'examen microscopique, était de structure cancéreuse, fut trouvé dans l'aorte. L'identité parfaite de ces deux produits morbides permet évidemment de leur assigner une origine commune ; un débris de la tumeur pulmonaire aura voyagé à travers les veines et le cœur jusqu'au sein même de l'aorte.

Il serait assurément facile de multiplier les faits de ce genre par des recherches bibliographiques ; mais nous nous contenterons, pour le moment, de rapporter l'observation remarquable que M. le D' Vidal a publiée au commencement de l'année ; elle offre à tous les égards un type excellent des lésions de cette espèce (3).

OBSERVATION VI.

Embolies de matière cancéreuse ; cancer du cœur (oreillette gauche), cancer de la plèvre et du poumon.

La nommée D.... (Geneviève), cuisinière, âgée de 62 ans, entre à l'hôpital Lariboisière le 26 février 1861, dans le service de M. Hérard.

Depuis trois ou quatre mois, sa santé, jusqu'alors très-bonne, s'est

---

(1) Virchow, *Archiv für Pathologie*, Band V, Helft II, p. 515.

(2) *Bulletins de la Société anatomique*, 1858, p. 515.

(3) *Comptes rendus de la Société de biologie*, 1861.

altérée d'une manière graduelle. Amaigrissement, diminution progressive des forces, toux de plus en plus fréquente, expectoration à plusieurs reprises de crachats sanglants, tels ont été les principaux symptômes de cette phase de la maladie. Depuis un mois, dyspnée avec point de côté à droite.

Le 27. L'anxiété et la gêne de la respiration sont extrêmes : il existe une matité absolue, remontant en arrière jusqu'au milieu de l'omoplate, avec absence de respiration ; au sommet, souffle caverneux, résonnance œgophonique de la voix ; en avant, la matité et le silence respiratoire occupent les deux tiers inférieurs de la poitrine ; sous la clavicule, respiration soufflante et sonorité exagérée avec timbre hydro-aérique.

Le diagnostic porté fut le suivant : épanchement dans la plèvre droite ; tuberculisation probable.

1ᵉʳ mars. La thoracentèse est pratiquée : elle donne issue à 2 litres et demi de sang presque pur.

Amélioration passagère.

Nouvelle thoracentèse le 9 mars.

Mort le 16, à quatre heures du matin.

Autopsie. — La cavité de la plèvre droite contenait, avec 1 litre et demi d'un liquide rougeâtre, de volumineux caillots sanguins ; des adhérences, nombreuses sur le sommet, unissaient les deux feuillets de la plèvre ; de petites masses arrondies, grosses chacune comme un noyau de cerise, entourées d'ecchymoses et constituées par de la matière cancéreuse, faisaient saillie sur le feuillet pariétal.

La plèvre pulmonaire se confondait avec la surface du poumon en un détritus cancéreux. De grosses masses cancéreuses avaient envahi une partie du parenchyme pulmonaire ; la plus volumineuse avait détruit le tissu voisin de la bronche droite. Les tuniques de ce conduit aérien étaient attaquées, et le tissu morbide, après en avoir défoncé la paroi presque immédiatement au-dessus de la division en bronches secondaires, formait une végétation à pédicule allongé,

8

se renflant à la partie supérieure, et remontant jusque dans la trachée. Ce prolongement, de couleur rougeâtre, était ramolli et friable.

Le poumon gauche contenait dans son lobe inférieur un petit noyau cancéreux non encore ramolli.

Plusieurs ramifications volumineuses des veines pulmonaires avaient été complétement désorganisées, et se trouvaient confondues dans le détritus de la masse cancéreuse du poumon.

Le cancer avait envahi le cœur : la face supérieure et une partie de la face antérieure de l'oreillette gauche étaient transformées en un tissu squirrheux, criant sous le scalpel, fournissant au raclage un suc laiteux, et montrant, au microscope, tous les caractères des productions cancéreuses. Les veines pulmonaires droites s'ouvraient chacune par un seul orifice, maintenu béant par l'induration cancéreuse des tissus voisins.

L'endocarde était lisse, et avait été respecté tant dans la cavité de l'oreillette que dans celle du ventricule. Cette intégrité de la membrane interne du cœur démontrait jusqu'à l'évidence que des débris cancéreux, dont on constatait la présence dans le ventricule gauche, provenaient d'une source éloignée. Ces débris, facilement reconnaissables à l'œil nu, au moins comme ayant une apparence distincte de celle de la fibrine coagulée, étaient d'une teinte jaune terne, un peu grisâtre, assez grave, la plupart formant de petites masses granulées du volume d'une tête d'épingle. Les uns étaient libres, les autres retenus dans les colonnes charnues du cœur ; d'autres enfin enchâssés dans de véritables caillots sanguins, intriqués eux-mêmes dans les fibres tendineuses de la valvule mitrale.

Le cœur droit contenait quelques caillots peu volumineux et exclusivement formés de cruor et de fibrine.

L'examen microscopique a prouvé l'identité de structure des débris cancéreux contenus dans le cœur, et de la masse cancéreuse qui siégeait dans le poumon.

§ III. — DES LÉSIONS PULMONAIRES CONSÉCUTIVES AUX OBLITÉRATIONS PAR EMBOLIE.

Le transport d'un caillot né sur un point éloigné du système veineux, au sein des vaisseaux pulmonaires, ne produit pas toujours une oblitération pure et simple : toutes les fois qu'une mort subite ou très-rapide ne vient pas mettre un terme à l'évolution pathologique, l'artère s'enflamme, les poumons se congestionnent ; des adhérences s'établissent entre le corps étranger et les parois vasculaires, et diverses altérations peuvent en être la conséquence.

Virchow, dans ses nombreuses tentatives pour introduire, par les veines, des obstacles de diverse nature dans la circulation pulmonaire, a vu des lésions fort variables se produire selon la nature du projectile employé (si je puis m'exprimer ainsi), depuis la pneumonie enkystée que déterminent les fragments de caoutchouc, jusqu'aux altérations gangréneuses que produisent les fragments de chair musculaire, les caillots sanguins et d'autres substances d'origine animale.

On comprend d'ailleurs que le caillot, une fois logé dans l'artère, subira lui-même des modifications intimes : il pourra s'incruster de matériaux calcaires, et subir une ossification apparente à l'instar des phlébolithes : il peut être remplacé par une bande de tissu celluleux qui rend permanente l'oblitération vasculaire ; on a même prétendu qu'il pouvait devenir le noyau d'une tumeur cancéreuse, opinion que nous ne chercherons point à discuter. Dans la majorité des cas, s'il est peu volumineux, il subit la transformation graisseuse, et se résorbe progressivement ; mais une force impulsive toujours présente vient l'assiéger pendant ce travail intime : l'impulsion du sang le pousse toujours à quitter les grosses branches pour s'enfoncer dans les ramifications de plus en plus ténues : c'est ainsi qu'une embolie primitivement volumineuse peut donner naissance, en se dissociant, a une multitude d'obstructions capillaires. Enfin l'on a vu l'embolie se perforer au centre, et permettre au sang de reprendre ainsi son ancien cours.

Mais ce n'est point impunément qu'une branche importante du tronc pulmonaire peut être tout à coup suspendue de ses fonctions; il n'existe point ici, comme dans d'autres organes, d'anastomoses permettant le rétablissement de la circulation par les collatérales. Les vaisseaux tributaires de l'artère oblitérée s'affaissent; une coagulation fibrineuse ne tarde point à s'y former, et cela d'autant plus promptement que le sujet se trouve plus prédisposé aux coagulations de cette nature, par les causes que nous étudierons plus loin. Le retour subit du sang, par suite du déplacement de l'obstacle, peut donner lieu à de l'apoplexie pulmonaire (obs. 27); mais c'est la gangrène qui résulte le plus souvent d'une obstruction pareille, surtout lorsque la branche afférente d'un lobe pulmonaire tout entier se trouve ainsi compromise; aucune voie, en effet, ne se trouve alors ouverte au rétablissement de la circulation.

L'observation suivante en fournit un exemple frappant.

OBSERVATION VII.

Embolie pulmonaire ayant déterminé la gangrène d'un lobe du poumon (1).

Une jeune femme accouchée dans le courant du mois d'octobre 1858 à la Maternité, est sortie de cet hôpital neuf jours après son accouchement, dans un état de santé en apparence satisfaisant.

Au commencement de novembre, elle entra dans le service de M. le professeur Trousseau, à l'Hôtel-Dieu, pour y faire soigner son enfant. Vers le milieu de novembre cette femme est prise d'une *phlegmatia alba dolens* à gauche. Peu après la circulation sembla se rétablir dans le membre affecté; mais tout à coup la malade ressent une vive douleur dans la fosse iliaque droite et le mollet du

---

(1) Dumont-Pallier, *Comptes rendus de la Société de biologie*, décembre 1858.

côté correspondant : cette douleur disparaît bientôt, et n'est point suivie d'œdème du membre droit.

Dans les premiers jours de décembre, elle conservait du malaise plutôt que les signes d'un état morbide bien déterminé, lorsque le 8 du même mois elle est prise tout à coup de douleurs dans la poitrine du côté droit, accompagnées d'une forte dyspnée : les inspirations sont courtes et fréquentes ; l'auscultation permet de reconnaître des râles humides, puis du souffle et du retentissement de la voix dans la portion supérieure et postérieure de la poitrine, tandis que dans la partie inférieure de la région thoracique on entendit plus tard du souffle et de l'œgophonie. L'expectoration sanglante n'était point celle qu'on observe dans la pneumonie franche ; dès le deuxième jour des accidents, les crachats ressemblaient à ceux de l'apoplexie pulmonaire : à partir du quatrième jour, ils eurent une odeur gangréneuse de plus en plus accusée, et le septième jour la malade succomba.

Autopsie. — Les veines du mollet, les veines poplitée, crurale et saphène, étaient remplies de caillots, de coloration, de consistance et de structure variables ; libres dans leur plus grande étendue, adhérents par places aux parois vasculaires.

La veine fémorale, dans sa partie supérieure et au niveau de l'arcade de Fallope, présentait dans son intérieur un caillot fibrineux de couleur rose, parfaitement organisé, dur à la pression, à stries longitudinales, adhérent aux parois vasculaires dans toute son étendue, qui mesurait 4 à 5 centimètres de longueur. La surface interne du vaisseau n'était point tomenteuse, mais des lamelles et filaments de tissu celluleux unissaient intimement le caillot au vaisseau, si bien que le caillot ne pouvait être soulevé sans qu'il y eût déchirure des éléments de réunion entre ce dernier et la séreuse vasculaire.

Le tissu cellulaire périveineux était induré, œdémateux, et craquait sous la pointe du bistouri.

Le caillot fibrineux qui vient d'être décrit se continuait dans sa portion inférieure avec un caillot demi-fibrineux, demi-sanguin, très-bien organisé, mais non adhérent, dans les veines iliaque externe, iliaque primitive et cave inférieure.

Dans la cavité de cette dernière veine se trouvait un caillot fibrineux, qui oblitérait incomplétement la circulation du vaisseau. Ce caillot était rosé, fibrineux, résistant à la pression, strié longitudinalement, non adhérent. Il avait 5 centimètres de longueur sur 1 de diamètre : il était sensiblement aplati d'avant en arrière, et se terminait un peu au-dessous de l'abouchement des veines émulgentes, sous forme d'un moignon déchiqueté, ramolli, auquel étaient appendus par des pédicules filiformes de petits caillots fibrineux au nombre de 5 ou 6 ; quelques caillots de même nature flottaient librement dans la cavité du vaisseau.

Le caillot de la veine cave inférieure, que nous avons représenté se terminant en moignon, se continuait par sa partie postérieure avec un caillot membraneux, fibrineux, de très-minimes dimensions, lequel allait lui-même rejoindre au delà des veines émulgentes un gros caillot fibrineux. Ce dernier, non adhérent, occupait presque toute la cavité du canal veineux dans sa portion hépatique, où il recevait d'autres caillots fibrineux très-nombreux qui appartenaient aux veines sus-hépatiques. Il arrivait ainsi dans l'oreillette droite, puis sous le ventricule, après avoir envoyé un prolongement fibrineux dans la veine cave supérieure et le tronc brachio-céphalique.

Le caillot fibrineux du cœur se continuait avec un caillot cruorique, d'origine évidemment récente, qui remplissait le tronc pulmonaire et ses principales divisions.

Poumons. Pleurésie séro-purulente à droite. Au niveau de la scissure interlobulaire supérieure et de la portion inférieure et postérieure du poumon droit, la surface de l'organe avait une teinte d'un brun noirâtre dans une étendue de 4 à 5 centimètres carrés. En cet endroit, il existait une perforation pulmonaire qui conduisait dans une vaste anfractuosité gangréneuse qui aurait pu loger un œuf de poule. L'aspect du tissu pulmonaire et l'odeur des parties affectées

ne laissait aucun doute sur la nature gangréneuse de la lésion locale.

La grosse branche de l'artère qui dessert le lobe supérieur du
poumon droit, dans lequel se trouvait l'excavation gangréneuse,
offrait dans sa cavité un caillot fibrineux adhérent aux parois du
vaisseau, de couleur rosée, à fibres longitudinales, en tout semblable
au caillot de la veine fémorale et de la veine cave inférieure. Il avait
3 centimètres de long et se continuait en arrière avec un caillot fibrineux moins bien organisé, et, en avant, avec des caillots cruoriques
ramollis.

Il est évident, d'après cette intéressante observation, que l'oblitération d'un rameau considérable de l'artère pulmonaire peut amener
la gangrène du lobe correspondant. Il ne viendra certainement à
l'esprit d'aucun observateur sérieux de considérer le fait qui vient
d'être rapporté comme le résultat d'une coïncidence purement for-
tuite. Mais l'artère pulmonaire peut-elle être considérée comme le
tronc nourricier de l'organe respiratoire? et peut-on comparer ce
genre de sphacèle à celui qui s'empare d'un membre dont la principale artère est oblitérée (1)? Nous manquons de faits pour résoudre la question; cependant l'observation suivante, que nous devons
à l'obligeance de notre excellent maître, M. le Dr Barth, semblerait
venir à l'appui de cette proposition.

OBSERVATION VIII.

Oblitération de l'artère et de la veine crurales droites; concrétions sanguines
anciennes dans les ramifications de l'artère pulmonaire destinée au lobe inférieur du poumon.

B..... (Claudette), âgée de 77 ans, entre à l'infirmerie de la Sal-
pêtrière, salle Saint-Denis, n° 19, le 15 septembre 1848.

---

(1) Virchow, en liant des branches volumineuses de l'artère pulmonaire, n'a
point obtenu la gangrène des lobes correspondants.

Cette femme, d'une constitution chétive, offrait des symptômes d'emphysème pulmonaire compliqué d'une affection du cœur. Elle éprouvait des étouffements, des palpitations irrégulières, sans bruit de souffle et sans œdème des membres inférieurs.

Quelques jours plus tard il s'est déclaré une pneumonie du côté gauche, qui céda promptement à un traitement approprié (tartre stibié, révulsifs). Pendant la convalescence, des symptômes inquiétants se manifestèrent du côté des organes digestifs : vomissements, langue sèche, soif vive, épigastre très-sensible à la pression. Quelques sang-sues furent appliquées à deux reprises différentes : il y eut une amélioration sensible ; néanmoins la malade ne revint pas à un état complet de santé, et l'on vit persister une langueur prononcée de toutes les fonctions.

Le 24 octobre, douleurs très-vives, depuis deux jours, dans la jambe et la cuisse droites. Le membre affecté présentait des marbrures violacées, depuis le pied jusqu'à la partie inférieure de la cuisse. La douleur, qui remontait jusqu'à la crête iliaque, offrait son maximum. Au bout du pied, un œdème prononcé occupait les régions malades ; la veine saphène était fortement tuméfiée : il y avait absence de battements artériels au pli de l'aine, et l'on sentait à ce niveau un cordon dur qu'on pouvait aussi bien rapporter à la veine qu'à l'artère.

Le diagnostic porté par M. Barth fut celui d'une oblitération simultanée des deux vaisseaux.

La gangrène s'étant nettement déclarée quelques jours plus tard, la mort eut lieu le 8 novembre.

Autopsie. — Les cavités du cœur contiennent des caillots mous et noirâtres. L'orifice aortique présente un léger rétrécissement, dû à l'accolement de deux valvules contiguës.

L'artère pulmonaire renferme un caillot volumineux, espèce de demi-cylindre se terminant en biseau, dont la pointe est tournée vers le cœur. Sa face plane répond aux oreillettes sur lesquelles il est couché. Ce caillot blanc, fibrineux, jaunâtre, est formé de couches stratifiées ; il se prolonge dans les deux branches de bifurcation et les ramifications principales de l'artère ; mais en se prolongeant il se rapproche de plus en plus de la forme cylindrique de manière à obstruer complétement les petites ramifications de l'artère. Les branches obstruées sont celles qui se distribuent au lobe inférieur de chaque poumon, et à la moitié inférieure du lobe moyen droit ; les branches qui se répandent dans les lobes supérieurs étaient parfaitement libres.

Le système artériel présente de nombreuses plaques calcaires.

Les artères du membre abdominal droit, à partir de l'iliaque externe, sont oblitérées par un caillot d'origine évidemment ancienne.

Les veines correspondantes offrent une oblitération qui commence au point où l'artère iliaque primitive droite croise la veine du même nom. Le caillot s'étend dans les veines iliaque primitive, iliaque externe, fémorale, saphène interne et externe, tibiale, péronière, etc., jusqu'au pied ; mais arrivé là il offre beaucoup moins de consistance : il est mou, diffluent.

Les poumons sont emphysémateux, gorgés de sang noir ; le bord postérieur du poumon gauche, vers la partie moyenne, présente une *caverne* remplie de sang noir, au milieu de laquelle flotte un lambeau de tissu pulmonaire, long de 3 pouces, d'un aspect gangréneux, mais *sans odeur appréciable*. Cette caverne, qui a le volume d'un petit œuf de poule, est complétement superficielle ; sa paroi postérieure est formée par le feuillet viscéral de la plèvre. Le parenchyme ambiant est fortement induré.

Cette observation est fort remarquable par la grande étendue des concrétions sanguines qui occupaient divers points du système vasculaire ; mais nous sommes fort éloigné de croire que l'obstruction de l'artère pulmonaire fût le résultat d'une coagulation spontanée ; l'existence de caillots fort étendus, occupant l'intérieur des veines,

l'altération putride dont le membre inférieur droit était le siége ;
enfin les conséquences particulières de cette oblitération spéciale,
tout semble rapprocher cette observation d'un cas dont nous allons
rapporter l'histoire détaillée (1); il s'agit d'une véritable métastase
par embolie, analogue aux faits déjà signalés par M. le professeur
Virchow.

OBSERVATION IX.

*Érysipèle gangréneux et pneumonie disséquante gangréneuse, dans un cas
d'affection cardiaque. Mort; autopsie.*

M..... (Joséphine), âgée de 57 ans, blanchisseuse, est entrée dans
le service de M. Charcot, à la Pitié, salle Sainte-Geneviève, n° 8, le
1er juillet 1858.

Cette femme, d'une apparence chétive, d'une taille moyenne, d'un
embonpoint médiocre, nous assure qu'elle jouit habituellement
d'une bonne santé ; rien dans ses antécédents de famille ne se rattache à l'affection qui l'amène aujourd'hui dans nos salles. Née à
Paris, elle y a toujours demeuré dans d'assez bonnes conditions hygiéniques ; réglée à 14 ans, elle a eu trois fausses couches ; la dernière il y a trente-deux ans. La ménopause s'est effectuée à l'âge de
48 ans.

Cette malade, qui n'a jamais eu de douleurs rhumatismales, ne
s'est jamais trouvée assez sérieusement indisposée pour garder le
lit, jusqu'à ces derniers temps.

C'est néanmoins depuis sept ou huit ans qu'elle éprouve des palpitations et de la dyspnée en montant l'escalier qui conduit à son
quatrième étage.

Au mois de janvier, elle eut une bronchite assez intense, pour
laquelle elle a été traitée à domicile. Le rétablissement de sa santé

---

(1) Ball, *l'Union médicale*, 26 et 28 janvier 1860.

fut lent et pénible, et depuis cette époque les battements du cœur ont acquis une grande intensité.

C'est depuis deux mois seulement que l'œdème des membres inférieurs a commencé à lui inspirer de sérieuses inquiétudes.

L'augmentation progressive de ce phénomène, ainsi qu'une dyspnée toujours croissante, l'ont enfin décidée à se présenter à l'hôpital le 1ᵉʳ juillet 1858.

État actuel. La malade est dans le décubitus dorsal, et manifeste un peu de dyspnée (45 inspirations par minute); la face est pâle, amaigrie; point de cyanose ni d'œdème des paupières.

A l'auscultation, on trouve un bruit de souffle rude avant et pendant le premier temps, ayant son maximum à la pointe du cœur; il s'entend, mais faiblement, sur le trajet de l'aorte. Le pouls est petit, faible, irrégulier, sans isochronisme avec le cœur : 108 pulsations par minute.

A la percussion, la matité précordiale commence au bord gauche du sternum, et s'étend à 7 centimètres, transversalement, dans le sens vertical; elle offre une hauteur de 8 centimètres environ; c'est aussi l'étendue qu'elle présente dans le sens d'une ligne oblique parallèle à l'axe principal du cœur.

La respiration est pure en avant, à droite; mais à gauche il existe, vers la base, du râle sous-crépitant fin.

En arrière, gros râle muqueux aux deux sommets; râles sous-crépitants à la base : la sonorité est peu exagérée, surtout à droite; l'expectoration ne présente aucun caractère important.

La langue est nette, l'appétit bien conservé; il y a de la constipation.

La matité du foie commence au niveau du cinquième espace intercostal, et se termine à 2 centimètres au-dessous du bord des fausses côtes; sa hauteur totale est de 14 centimètres. Il n'y a point d'ictère.

La rate ne présente aucune augmentation de volume.

L'abdomen est dur et un peu tendu; sonorité au-dessus de l'ombilic; un peu de matité vers la partie inférieure, surtout à gauche. La malade est habituellement couchée sur ce côté. Il existe un peu d'infiltration des parois abdominales.

Les urines sont rouges, troubles, et peu abondantes; elles n'ont offert aucune trace d'albumine ni de sucre. Il existe un œdème mou des membres inférieurs sur la face dorsale du pied et derrière les chevilles; l'infiltration ne remonte pas plus haut. Point d'œdème des membres supérieurs.

L'intelligence et la mémoire sont bien conservées; il n'existe point de troubles sensoriaux.

En présence de ces symptômes, le diagnostic porté fut le suivant : hypertrophie du cœur avec rétrécissement mitral.

On prescrivit : chiendent nitré, 2 pots; vin diurétique, 30 grammes; mixture purgative de M. Cruveilhier, une fois tous les trois jours; une portion d'aliments.

Après plusieurs alternatives de rémission et d'exacerbation des symptômes, la malade offrait, dans les premiers jours du mois d'août, tous les phénomènes qui caractérisent la période ultime des affections cardiaques : l'œdème remontait jusqu'à la racine des membres inférieurs; il existait une ascite considérable, enfin les parois abdominales elles-mêmes étaient fortement œdématiées.

La dyspnée, devenue intolérable, semblait à chaque instant mettre en péril la vie de la malade, qui réclamait à grands cris la ponction.

Cette opération fut pratiquée, le 8 août, en présence de M. Charcot. On fit la ponction dans la fosse iliaque droite avec un trois-quarts à hydrocèle de moyenne grosseur : 8 litres de sérosité furent évacués; mais, comme il paraissait évident qu'une quantité considérable de liquide existait encore dans l'abdomen, l'orifice ne fut pas immédiatement fermé : on se contenta de faire un pansement au niveau de la plaie avec de la charpie et quelques compresses maintenues au devant de l'ouverture par un bandage de corps.

Au moment de la ponction, il existait de l'érythème au pli de l'aine, des deux côtés, par suite de l'infiltration des parois abdominales de la partie supérieure des cuisses; les parties intéressées exhalaient une odeur assez forte.

Deux jours après l'opération, on vit un érysipèle formidable envahir le pourtour de l'orifice, se propager à toute la partie inférieure et externe de la région sous-ombilicale gauche, et descendre du côté de l'aine, pour gagner la portion inférieure et supérieure de la cuisse.

Deux jours plus tard, la gangrène envahissait ces parties, et, malgré les applications de poudre de quinquina, etc., il fut impossible d'en limiter les progrès; une vaste et profonde eschare s'étant éliminée, on vit bientôt à nu les muscles de la région antérieure et externe de la cuisse, dans leur tiers supérieur, ainsi que le bord inférieur du grand oblique; ils étaient baignés par un liquide infect, exhalant une forte odeur gangréneuse, et renfermant des débris de tissu cellulaire mortifié.

La malade étant promptement arrivée au dernier degré du marasme, la mort eut lieu le 23 août 1858.

Autopsie vingt-quatre heures après la mort.

État extérieur du cadavre. Émaciation de la partie supérieure du tronc; œdème considérable des membres inférieurs, des parois abdominales et du membre supérieur gauche.

Une vaste plaie gangréneuse, au fond de laquelle on voit les muscles à nu, occupe la partie inférieure et externe de la région sous-ombilicale, à gauche, et se propage aux parties voisines; les bords sont entourés d'un cercle érysipélateux. Une dissection attentive n'a fait découvrir aucune oblitération des artères voisines du point sphacélé.

Cœur. Il existe une petite quantité de sérosité dans le péricarde, qui n'est pas adhérent; le cœur est très-volumineux et présente des taches laiteuses sur divers points de son étendue.

Les parois du ventricule gauche sont fort épaisses (4 centimètres et demi), mais en même temps flasques et ramollies. Aucun obstacle ne siége aux orifices : il existe quelques petites rugosités au niveau de la valvule auriculo-ventriculaire gauche. Un caillot fibrineux, blanc et résistant, occupe la cavité du ventricule gauche et se prolonge dans l'oreillette correspondante.

Le cœur droit est sain; les parois ventriculaires ont une épaisseur de 1 centimètre et demi; il renferme un caillot mou.

Poumons. Il n'existe aucune adhérence aux parois thoraciques, mais on trouve un peu de sérosité citrine dans la cavité des plèvres.

Le poumon gauche est parfaitement sain; il n'en est pas de même du poumon droit.

A la partie antérieure de l'organe, le parenchyme pulmonaire est sain et crépitant, bien qu'il existe un peu d'emphysème vers la base; mais, en arrière, on constate la présence d'une *saillie arrondie, offrant au toucher une induration notable.*

Une incision longitudinale, pratiquée sur le point induré, nous démontre que cette saillie est constituée par une masse rougeâtre et résistante, ayant 8 centimètres de longueur sur 4 de largeur; un prolongement de cette masse pénètre dans le tissu pulmonaire à la profondeur de 3 centimètres et demi.

Cette dernière portion, de forme irrégulièrement sphéroïdale, est entourée d'*un cercle gangréneux* dont la couleur livide contraste avec la teinte rouge sombre que présente le poumon dans son voisinage, ainsi qu'avec la couleur moins foncée du fragment pulmonaire isolé.

Aucune pseudo-membrane ne tapisse soit la cavité, soit le *séquestre pulmonaire* qu'elle renferme. Ce dernier adhère au parenchyme de l'organe, vers la profondeur, par une multitude de petits prolongements bronchiques et vasculaires; vers la surface, il se confond, par sa base, avec la masse indurée qui a d'abord fixé l'attention, et communique avec elle par des vaisseaux restés perméables, qu'on peut suivre, à la loupe, jusqu'à une assez grande profondeur.

L'odeur du poumon, en cet endroit, est forte et caractéristique. Dans le reste de son étendue, la portion postérieure du poumon est rouge, dure et résistante à la coupe, et d'une densité plus grande que celle de l'eau.

Au niveau du point induré, il existe, à la surface du poumon, une multitude de petites taches blanchâtres, d'inégale grandeur. La plus considérable, qui siége au beau milieu du séquestre pulmonaire, offre une profondeur de 2 à 3 millimètres; toutes au reste sont immédiatement placées au-dessous de la plèvre.

Aucun caillot ne siége dans le tronc de l'artère pulmonaire, ni dans ses branches de bifurcation; ce n'est qu'au voisinage immédiat *du point gangrené qu'on observe l'oblitération des rameaux vasculaires du plus petit calibre*; enfin, dans toute l'étendue du poumon, les tuyaux bronchiques sont restés perméables à l'air.

Les autres organes n'ont présenté aucune altération importante; mais la surface intérieure du tube digestif n'a pas été examinée.

L'existence d'un sphacèle extérieur, dans une aussi vaste étendue, chez la malade qui fait le sujet de cette observation, nous paraît expliquer d'une manière satisfaisante la formation d'un foyer gangréneux au sein du poumon droit. On peut sans doute considérer les deux affections comme étant au même titre la conséquence d'une diathèse gangréneuse; toutefois il nous paraît plus rationnel d'admettre un transport direct des produits septiques aux poumons par les veines, suivant le mécanisme habituel des embolies. Des faits nombreux militent en faveur de cette opinion. Chez les sujets atteints de pustule maligne, on a souvent rencontré des lésions de ce genre dans les principaux viscères (1); et, dans quelques auteurs allemands, on trouve des exemples remarquables de lésions analogues, observées chez des sujets frappés d'un sphacèle extérieur.

M. le professeur Lebert (2) en rapporte deux cas : dans le pre-

---

(1) Verneuil et Houel, *Gazette hebdomadaire*, 29 mai 1857.

(2) *Ueber die Krankheiten*, etc., p. 14; in *Virchow's Handbuch*.

mier, c'était le poumon gauche qui renfermait un foyer gangréneux ; dans le second, il existait une eschare sur la paroi postérieure de l'estomac ; et, comme dans l'observation 8, la maladie primitive était, dans l'un et l'autre cas, la mortification de l'un des membres inférieurs, causée par une artérite. De semblables métastases peuvent quelquefois reconnaître un viscère important pour point de départ ; les deux observations de Virchow, déjà citées, nous montrent des foyers métastatiques émanés d'une gangrène pulmonaire : c'est précisément l'inverse qui aurait eu lieu dans le cas que nous venons de rapporter.

Nous devons à M. le Dr Racle une observation qui présente beaucoup d'analogie avec la nôtre ; cette fois, le point de départ de la maladie était une affection purement locale, d'origine traumatique.

OBSERVATION X.

Ablation d'une exostose de l'humérus ; gangrène consécutive ; formation de plusieurs foyers gangréneux dans le poumon.

Une jeune fille de 18 à 19 ans entra dans le service de Ph. Boyer, alors chirurgien de l'hôpital Saint-Louis, pour se faire opérer d'une tumeur sous-deltoïdienne qu'elle portait au bras droit. Une incision verticale découvrit une exostose de la partie supérieure de l'humérus ; la scie à chaîne détacha une masse éburnée du volume d'un petit œuf de poule. Au bout de quelques jours, la gangrène envahissait ces parties ; les téguments de la partie antérieure droite de la poitrine étaient intéressés dans toute leur étendue ; la mort survint au milieu d'accidents adynamiques.

L'autopsie fut pratiquée par M. Racle. On découvrit plusieurs foyers gangréneux, offrant tous la forme d'un cône dont la base était dirigée vers la surface du poumon, et le sommet vers le centre. Ces gangrènes étaient caractérisées par un peu d'affaissement de la substance pulmonaire, et par une teinte grise, *sans odeur putride.*

Nous ferons observer que dans ce cas, comme dans l'observation 8, il n'existait aucune fétidité spéciale dans les excavations pulmonaires ; c'était pour ainsi dire une gangrène sans odeur. Faudrait-il généraliser ce caractère, et regarder la momification du poumon comme appartenant d'une manière habituelle aux gangrènes métastatiques, ou à celles qui résultent de l'oblitération de l'artère pulmonaire ? On voit cependant que dans les observations 7 et 9, l'odeur putride était fortement caractérisée. Il faudrait donc disposer d'un plus grand nombre de faits pour résoudre la question.

Nous insisterons davantage sur une autre partie du sujet. On peut sans doute admettre que l'oblitération complète d'un rameau pulmonaire entraîne le sphacèle du lobe correspondant ; mais, dans les cas que nous venons de signaler, l'hypothèse d'un transport en nature des matériaux septiques puisés au sein d'une plaie extérieure est la seule qui puisse rendre raison des faits observés. Telle est d'ailleurs l'opinion de M. Foville (1), qui attribue la gangrène pulmonaire, si souvent observée chez les aliénés dont les déjections sont involontaires, « au transport du fluide qui baigne les eschares du sacrum. »

Il est d'ailleurs évident que les parcelles fibrineuses détachées d'un foyer gangréneux, qui vont se fixer dans les capillaires d'un organe, sont douées de propriétés septiques qui n'existent point dans les embolies ordinaires : aussi, loin de provoquer une simple inflammation des parties, ou des extravasations sanguines, elles ont une tendance à déterminer la fonte putride des tissus envahis (2). M. Cohn, qui attache avec raison une grande importance à la nature des caillots emboliques, fait observer qu'à la suite d'une injec-

---

(1) *Dictionnaire de médecine et de chirurgie pratiques,* t. I, p. 556.

(2) Virchow a obtenu des résultats semblables chez des animaux d'ailleurs bien portants, en introduisant des fragments de matières organiques dans les veines. On ne saurait invoquer une diathèse en pareil cas.

tion de mercure dans les vaisseaux, on obtient plus rapidement la gangrène qu'en y introduisant des caustiques solides, tels que le chlorure de zinc : il y a là une action désorganisante entièrement distincte d'une simple irritation mécanique (1).

On pourrait rapprocher de ces faits les opinions de P. Bérard sur la pénétration du cancer dans les veines (2); les recherches de M. Broca (3) sont venues leur donner plus tard une consécration définitive. Un grand nombre d'observations viennent à l'appui de cette hypothèse. Dans un cas de cancer du foie, M. Broca a vu une tumeur de ce genre pénétrer dans l'intérieur de la veine porte ; dans un autre cas, le ganglion de Cloquet, devenu cancéreux, pénétrait aussi à travers la paroi de la veine iliaque externe ; enfin l'on a vu (4) les ganglions du petit bassin, devenus cancéreux, envahir les veines iliaques externes, restées perméables.

M. le professeur Cruveilhier a vu la veine porte complétement obstruée par de la matière encéphaloïde chez une femme, morte d'une affection cancéreuse du foie ; et dès l'année 1827, il avait observé un cas de cancer pédiculé, dans la veine axillaire (5).

Il est aisé de comprendre que dans de pareilles conditions, des parcelles de la tumeur pourront être entraînées dans le courant sanguin ; et l'on conçoit fort bien, en pareil cas, la présence d'éléments cancéreux dans le sang. Il est probable que dans de pareilles conditions, la diathèse carcinomateuse, et les dépôts multiples qui en sont la conséquence, se développent beaucoup plus rapidement ; Virchow croit même pouvoir attribuer, d'une manière *exclusive*, la généralisation du cancer à ce mécanisme. Nous laissons à l'illustre

---

(1) *Op. cit.*, p. 678.

(2) *Archives générales de médecine*, 1re série, t. XXII, p. 512; 1830.

(3) Mémoire sur le cancer, p. 604.

(4) *Bulletins de la Société anatomique*, t. XXVII, p. 272.

(5) *Traité d'anatomie générale pathologique*, t. II, p. 338.

anatomiste la responsabilité de cette opinion, que nous sommes fort éloigné de partager.

Nous trouvons dans le mémoire de Paget (1), déjà cité, des observations fort curieuses de ce genre ; on nous saura gré d'en reproduire les principaux traits.

OBSERVATION XI.

Cancer du foie ; pénétration de la matière encéphaloïde dans les vaisseaux hépatiques et dans l'artère pulmonaire.

Une femme de 45 ans, affaiblie par la misère et les excès alcooliques, avait offert pendant la vie les principaux symptômes d'une *cirrhose* du foie. A l'autopsie, on trouva dans cet organe plusieurs noyaux de cancer médullaire, dans un état de ramollissement prononcé, et fortement colorés en jaune. Les vaisseaux hépatiques, sur plusieurs points, étaient remplis d'une matière parfaitement semblable ; l'artère pulmonaire renfermait une centaine de petits dépôts de matière cancéreuse, offrant la couleur jaune brillant, qui caractérisait les tumeurs du foie ; ils *n'adhéraient* nullement aux parois de l'artère, qui présentaient un aspect parfaitement normal. Les ramifications les plus fines de ce vaisseau, dans lesquelles les parcelles solides n'avaient pas pu pénétrer, étaient remplies d'un liquide jaune assez épais : de telle sorte que le poumon semblait avoir été injecté avec du chromate de plomb (2).

L'auteur fait remarquer que la matière cancéreuse avait été évidemment transportée du foie au poumon, par la circulation veineuse.

---

(1) *Op. cit.*, obs. 1re.

(2) Une pièce anatomique qui représente une lésion analogue se trouve dans e musée de l'hôpital Saint-Barthélemy de Londres (Maladies des poumons n° 19).

OBSERVATION XII.

Cancer du sein; embolie pulmonaire cancéreuse. Mort subite.

Une dame, qui depuis onze ans avait un cancer au sein, pour lequel elle avait subi cinq opérations successives, *mourut subitement* pendant la convalescence qui suivit la dernière opération. A l'autopsie, on trouva la bifurcation gauche de l'artère pulmonaire oblitérée par une masse fibrineuse compacte, qui renfermait des fragments de matière encéphaloïde. Toutes les ramifications de l'artère étaient complétement oblitérées (1).

Nous rappellerons enfin que dans deux observations de Langenbeck (2), des débris cancéreux furent trouvés dans les cavités droites du cœur et de l'artère pulmonaire: ils provenaient de l'utérus dégénéré: des fragments de même nature, épars dans la veine cave inférieure et les veines hypogastriques, indiquaient la marche rétrograde suivie par ces embolies.

Nous n'accompagnerons pas ces faits de longs commentaires: qu'il nous suffise de rappeler, en terminant ce paragraphe, que l'*infection purulente* des amputés, ainsi que les abcès métastatiques engendrés par cette maladie dans divers organes, ont été longtemps expliqués par un mécanisme analogue. C'est là le point de départ d'une théorie qui ouvre à l'esprit de vastes horizons: mais pour ne point dépasser les limites de notre sujet, nous devons nous abstenir d'une pareille discussion pour le moment.

---

(1) La pièce existe dans le musée de l'hôpital Saint-Barthélemy (Maladies des vaisseaux, n° 1100).

(2) *L'Expérience,* t. V, p. 289; 1840.

CHAPITRE III.

Étiologie.

§ Ier. — DES ÉTATS GÉNÉRAUX QUI FAVORISENT LA COAGULATION DU SANG DANS LES VEINES.

La formation d'un thrombus sur un point quelconque d'un système à sang noir est le préambule obligé des accidents emboliques de l'appareil vasculaire des poumons ; il nous paraît donc impossible de ne point examiner les conditions générales qui sollicitent le sang à se coaguler dans les veines, avant de passer à l'énumération des maladies qui prédisposent aux obstructions métastatiques de l'artère pulmonaire.

Malgré le talent incontestable des observateurs qui ont recherché la cause directe de la coagulation du sang, soit au dedans, soit au dehors de l'économie, il n'existe encore rien de positif à cet égard ; nous nous dispenserons donc d'analyser les diverses hypothèses qui ont été proposées pour expliquer ce phénomène. Nous laisserons également de côté les causes mécaniques qui peuvent donner naissance à des concrétions sanguines ; ce sont les modifications générales de la composition du sang que nous allons rapidement examiner.

On peut les subdiviser en deux groupes : tantôt il existe une augmentation absolue de la fibrine ; tantôt, au contraire, les proportions physiologiques de cet élément n'ont point été dépassées, ou sont demeurées au-dessous du chiffre normal ; mais il existe une tendance marquée à la coagulation ; la fibrine est dans un état particulier qui la prédispose à se *précipiter* dans les vaisseaux qu'elle parcourt. Il est, en effet, presque universellement admis que les substances albuminoïdes du sang n'existent pas toutes formées dans ce liquide, mais s'y trouvent à l'état de combinaison.

C'est aux dispositions spéciales qui favorisent les coagulations vasculaires sans augmentation de la fibrine dans le sang que Vogel a donné le nom générique d'*inopexie* (1), dont nous avons déjà fait usage pour désigner ces conditions morbides.

L'influence de l'anémie et des états cachectiques avait déjà frappé Laënnec. « Ce n'est point, dit-il, chez les sujets jeunes, pléthoriques, et éminemment sujets à l'orgasme inflammatoire, que se forment tout à coup les concrétions polypeuses du cœur. » Cette opinion est aujourd'hui généralement adoptée ; M. Barth admet que les concrétions cardiaques peuvent se produire par le simple fait d'une cachexie avancée ; et l'on doit à M. Bouchut un travail consciencieux sur la même question.

Mais si l'état anémique vient à se compliquer d'une de ces affections qui déterminent une prédominance de la fibrine dans le sang, les conditions les plus favorables au développement du thrombus se trouveront réunies. Voilà pourquoi les phlegmasies intercurrentes, qui surviennent assez souvent chez les gens débilités, sont une source féconde de coagulations veineuses ; il en serait de même du rhumatisme, s'il venait à se manifester chez des individus profondément affaiblis. Les affections diphthéritiques, qui méritent par leur nature exceptionnelle une place à part parmi les inflammations, réunissent toutes les conditions qui prédisposent au développement des thromboses ; il en est de même de l'albuminurie, dans laquelle la proportion de fibrine se trouve augmentée (2), tandis que des matières

---

(1) De ἴς, ἰνός, fibrine, et πῆξις, coagulation. Vogel, in *Virchow's Handbuch*, t. 1, p. 400.

(2) Becquerel et Rodier, *Nouvelles recherches d'hématologie*, p. 22 ; 1852.

irritantes, pénétrant dans le torrent circulatoire, viennent solliciter directement la coagulation du sang.

Mais, parmi toutes les causes de l'inopexie, l'état puerpéral tient la première place. Non-seulement il existe, chez la femme parvenue au terme de la grossesse, une augmentation notable des matériaux plastiques du sang, mais encore la composition de ce liquide est viciée par une multitude d'éléments nouveaux. Le sang (1), dit M. le professeur Simpson, renferme dans l'état puerpéral plus de matériaux destinés, les uns à l'excrétion, les autres à des sécrétions nouvelles, qu'à toute autre époque de la vie ; voilà pourquoi il subit si facilement l'influence des causes pathologiques ; car, pendant les premières semaines qui succèdent à l'accouchement, l'utérus subit une sorte de métamorphose régressive ; les produits qui résultent de cette transformation passent inévitablement dans le sang, avant d'être éliminés. En même temps, un travail d'excrétion se fait par les lochies ; et les éléments d'une sécrétion nouvelle (le lait) circulent au même instant dans les vaisseaux.

Il n'y a donc pas lieu de s'étonner de la fréquence des oblitérations vasculaires et des concrétions cardiaques dans les cas de fièvre puerpérale ; l'intervention d'une phlegmasie aiguë, d'une compression directe ou d'un état fébrile, ne paraît même pas indispensable au développement des thromboses chez les nouvelles accouchées ; c'est ce que semblent démontrer les cas de coagulation spontanée dans les veines jugulaires, que M. le Dr Mac-Clintock a observés à la Maternité de Dublin (2).

Aux causes générales qui viennent d'être énumérées, il faut joindre la pyohémie, la leucocythémie et les influences épidémiques. On sait que dans l'épidémie de grippe de Saint-Omer, observée par M. Ré-

---

(1) *Simpson's memoirs*, t. II, p. 67 ; Édimbourg, 1856.
(2) *Dublin quarterly journal of medical science*, août 1856.

vier, et celle de rougeole, observée en 1841 par M. Périer, tous les malades succombaient avec des polypes fibrineux du cœur. Cette complication avait été déjà signalée par Huxham.

§ II. — DES PRINCIPALES AFFECTIONS QUI PEUVENT DONNER LIEU AUX EMBOLIES PULMONAIRES.

A. *État puerpéral.*

Toutes les oblitérations veineuses peuvent devenir le point de départ d'une embolie (1). Nous avons donc à noter, en première ligne, les conséquences depuis longtemps connues de l'état puerpéral. Les auteurs qui ont traité des maladies des femmes en couches ont cependant négligé, pour la plupart, de signaler la possibilité d'une semblable terminaison de la phlébite oblitérante. L'ouvrage de Burns renferme une allusion indirecte à des faits de ce genre (2) ; chez les femmes récemment accouchées, il a vu, dit-il, l'imprudence des malades amener quelquefois une mort subite. Des faits analogues ont été observés par Copland (3) ; il cite Denman et Blundell à l'appui de ses assertions.

Dans son excellente monographie de la *phlegmatia alba dolens*, Dronsart (4) rapporte, d'après Davis, l'observation d'un homme qui mourut subitement en se mettant sur son séant ; il cite également M. le professeur Cruveilhier (5), qui a vu subitement mourir une

---

(1) Virchow fait observer que le système porte doit être mis hors de cause. Cette restriction est parfaitement juste ; mais, comme nous l'avons vu, les affections du foie sont, elles aussi, capables d'influer sur les oblitérations pulmonaires quand les veines sus-hépatiques ont été envahies.

(2) *Traité des accouchements*, trad. Galtot, p. 387.

(3) *Dictionary of practical medicine*, t. III, p. 350.

(4) *Monographie de la phlegmatia alba dolens*, p. 39 ; 1846.

(5) *Anatomie pathologique*, 27ᵉ livraison.

femme atteinte de cette maladie après un long et violent accès de dyspnée. A l'autopsie, on trouva les veines du membre œdématié complétement obstruées par un caillot fortement organisé. Enfin, à l'article *Pronostic*, Dronsart (1) s'exprime en ces termes : « Plus d'une fois on a vu mourir des malades qui, deux jours avant, ne donnaient pas d'inquiétude sérieuse. »

Des faits semblables ont été observés par M. le Dr Bouchut (2), et un cas de ce genre est rapporté dans le mémoire de M. le Dr Moynier sur les morts subites (3). Dans une intéressante dissertation inaugurale. M. Dehous (4) rapporte l'observation d'une dame qui, à la suite d'un accouchement, fut affectée d'un œdème douloureux fort grave ; les symptômes paraissaient s'amender, lorsque tout à coup, en voulant aller à la garde-robe, cette dame tomba par terre ; avant qu'on pût appeler du secours, elle était morte. L'autopsie n'a pas été faite ; mais, d'après les symptômes observés, l'auteur admettrait volontiers que le bouchon fibrineux qui oblitère les veines du membre inférieur peut se détacher, et, entraîné par le torrent circulatoire, aller former sur un point quelconque un obstacle assez puissant pour enrayer les rouages de la vie.

Nous avons rapporté plus haut quelques cas de ce genre. L'observation suivante, que nous avons publiée en 1858 (5), offre un type parfait de l'embolie veineuse et des accidents qui en sont parfois la conséquence : nous la reproduisons donc en entier, malgré son étendue.

---

(1) *Op. cit.*, p. 76.

(2) Mémoire sur la *phlegmatia alba dolens*, p. 25.

(3) *Id.*, p. 34.

(4) Thèse sur les morts subites pendant la grossesse, l'accouchement, etc.

(5) Charcot et Ball, *Sur la Mort subite*, etc. (*Gazette hebdomadaire*, 1858).

OBSERVATION XIII.

Phlegmatia alba dolens post-puerpérale ; mort rapide ; obstruction de l'artère pulmonaire par des caillots sanguins d'ancienne date ; thrombose des veines fémorale, hypogastrique et iliaque externe gauches.

La nommée B..... (Caroline), âgée de 23 ans, marchande des quatre saisons, entre, le 13 juillet 1868, à l'hôpital de la Pitié, dans le service de M. le Dr Charcot. Cette femme est de petite taille et de chétive apparence ; elle est éminemment rachitique ; les jambes en particulier présentent une courbure très-prononcée. Elle est primipare et à terme, assure-t-elle. Les premières douleurs se sont montrées la veille de son entrée, vers midi. Le 13 et le 14 les douleurs persistent ; mais le travail ne fait point de progrès sensibles. Le 15, à la visite du matin, il n'était pas encore assez avancé pour qu'il fût possible de reconnaître exactement la position du fœtus ; il était évident toutefois qu'il s'agissait d'une présentation céphalique. A cinq heures du soir, le forceps put être appliqué avec succès. L'enfant était mort depuis quelque temps déjà ; il était à terme, et en apparence bien conformé. Une déchirure assez étendue du périnée s'était produite pendant l'opération ; elle devint, les jours suivants, le siége de quelques eschares gangréneuses. Six jours environ après l'accouchement, une douleur vive se manifeste dans la fosse iliaque gauche ; dans cette région, on constate bientôt l'existence d'une tumeur assez volumineuse, qui ne tarde pas à devenir fluctuante. Bientôt après, le membre inférieur gauche devient le siége d'un œdème douloureux ; un cordon volumineux occupe le trajet de la veine fémorale gauche. Frissons erratiques, pouls fréquent, inappétence, anémie assez prononcée. Des sangsues sont appliquées d'abord, à plusieurs reprises, sur la tumeur iliaque ; puis on la recouvre de vésicatoires volants. Le 1er août, la malade est dans l'état suivant : la tumeur iliaque a diminué de volume, et elle est actuelle-

ment peu douloureuse ; mais le membre inférieur gauche est douloureux à la moindre pression , et il est le siége d'un œdème très-
prononcé ; le cordon dur qui siége au côté interne de la cuisse, sur
le trajet de la veine fémorale, paraît être devenu plus volumineux ;
la face est pâle, terreuse, le pouls fréquent (114 pulsations à la
minute), faible. La température cependant est peu élevée. Les lochies
sont peu abondantes, elles sont fétides, bien qu'il n'existe plus d'eschares à la vulve ; il y a toujours de l'inappétence. Le 3 août, à la
visite du matin, la malade se sent un peu mieux que les jours précédents. Le pouls est moins fréquent (90), parfaitement régulier.

La douleur du membre inférieur et de la fosse iliaque gauche a
diminué ; mais, par contre, la malade se plaint d'une légère douleur
dans la cuisse et la jambe droite, qui présentent un peu de tuméfaction. L'appétit est toujours peu prononcé ; cependant la malade a
demandé la veille quelques aliments. Vers midi, elle est tout à coup
prise d'une gêne considérable de la respiration et d'une anxiété singulière. Elle se tient assise sur son lit ; le visage est d'une pâleur
extrême, les extrémités sont froides. Vers deux heures, orthopnée
de plus en plus prononcée ; pouls très-faible, presque insensible ;
visage très-pâle, nullement cyanosé ; lèvres pâles et décolorées.
L'emploi des révulsifs n'est suivi d'aucun amendement ; les accidents
s'aggravent au contraire rapidement, et la malade succombe à quatre
heures de l'après-midi. Il n'y a pas eu de râle laryngo-trachéal ; seulement, dans les derniers instants de la vie, un peu d'écume s'est
présentée aux lèvres. D'après les circonstances de l'observation, et se
fondant sur la connaissance de cas analogues , M. Charcot porta le
diagnostic suivant : *Obturation des troncs principaux de l'artère pulmonaire par des caillots détachés des concrétions sanguines formées
dans les veines du membre inférieur.*

Autopsie. — *Abdomen.* La cavité du péritoine ne renferme pas de
liquide. La membrane péritonéale est saine dans toute son étendue,
si ce n'est au niveau de la tumeur iliaque, où elle est recouverte de
quelques fausses membranes de formation récente. La tumeur a le

volume d'un petit œuf de poule ; elle siége dans l'épaisseur du ligament large du côté gauche. Son plus grand diamètre est dirigé dans le sens transversal ; en l'incisant, il s'en écoule une grande quantité de pus très-épais. Les parois de la poche sont recouvertes d'une sorte de fausse membrane tomenteuse. L'ovaire gauche, aplati et presque méconnaissable, occupe l'extrémité externe de la tumeur. L'ovaire et le ligament large du côté droit sont parfaitement intacts. L'utérus est assez volumineux. Le tissu de l'organe paraît d'ailleurs parfaitement sain. La membrane muqueuse est d'une couleur légèrement ardoisée, mais elle est parfaitement lisse dans toute son étendue. Les sinus utérins ne contiennent ni pus ni caillots sanguins. Les trompes utérines ne présentent pas d'altérations notables.

Le foie, la rate, les reins, ne présentent pas d'altérations notables.

Les veines fémorales, hypogastrique et iliaque externe gauche, dans toute leur étendue, se présentent sous la forme de cordons volumineux, très-durs au toucher. Leur calibre est complétement oblitéré par les caillots fibrineux. Il en est de même de la veine iliaque primitive ; mais, dans celle-ci, le caillot s'arrête brusquement au niveau d'un point que la tumeur iliaque avait dû comprimer fortement à une certaine époque, c'est-à-dire à 3 centimètres environ au-dessus de la bifurcation de la veine cave inférieure. La veine saphène interne et la plupart des veines afférentes de la fémorale étaient également distendues par des caillots dans l'étendue de 3 ou 4 centimètres à partir du point où elles s'abouchent avec cette dernière veine. La veine iliaque primitive gauche, au contraire, dans sa partie supérieure, et la veine cave inférieure dans toute son étendue, sont parfaitement libres.

Dans le tiers supérieur de la veine fémorale, ainsi que dans la veine iliaque externe, les caillots adhèrent intimement aux parois vasculaires, qui sont épaissies, et dont la membrane interne est opaque et rugueuse ; ils sont moins adhérents dans l'hypogastrique. Ils sont composés, ainsi qu'on s'en assure en les divisant transversa-

lement, de nombreuses couches concentriques. Ils sont d'une consistance ferme, friables cependant dans certains points; on rencontre,
entre les divers feuillets qui les composent, des amas d'une substance
semi-liquide, jaunâtre, puriforme. La coloration des caillots est,
en général, d'un blanc jaunâtre, avec des stries et des taches de
couleur brune ou lie de vin.

Le caillot qui siége dans les veines iliaques primitives mérite une
description spéciale : adhérent aux parois des vaisseaux dans sa partie inférieure, qui se confond avec le coagulum de l'iliaque externe,
il se termine par en haut sous forme d'un cône de plus d'un centimètre de long, libre dans la cavité de la veine, et dont le sommet
arrondi, mais inégal et déchiqueté, est dirigé vers le cœur. Ce cône
fibrineux a d'ailleurs le même aspect et la même consistance que les
coagulums qui remplissent les veines fémorale et iliaque externe.
Dans la partie inférieure de la veine fémorale et dans les veines
afférentes, les caillots sont d'une couleur brun-noir, plus ou moins
foncé; ils sont mous, flasques; ils n'adhèrent que très-légèrement
aux parois des veines, et sont évidemment de formation assez récente. Les veines fémorale, iliaque externe et hypogastrique du côté
droit sont remplies de sang noir à peine coagulé.

Examen de la poitrine. Le cœur est peu volumineux, flasque; il
présente un certain degré de surcharge graisseuse. L'endocarde ne
présente aucune altération; les valvules sigmoïdes et auriculo-ven-
triculaires sont parfaitement saines. Le ventricule gauche contient
un petit caillot mou et décoloré qui n'adhère pas à l'endocarde. On
trouve dans le ventricule droit un caillot rouge et mou, évidemment
de formation récente, du volume d'un tuyau de plume environ, qui
envoie des prolongements dans la veine cave inférieure et dans
l'oreillette droite, et qui, par en haut, pénètre dans l'artère pulmonaire. A mesure qu'il s'élève dans le tronc du vaisseau, ce caillot
augmente rapidement de volume et de consistance. Il pénètre, en
se ramifiant dans les branches de bifurcation du vaisseau principal,
dans les rameaux de deuxième et de troisième ordre; à droite, on

peut le suivre jusque dans les branches de quatrième et de cinquième ordre ; à gauche, il s'arrête un peu plus tôt. Ce coagulum ramifié, qui obture ainsi dans sa presque totalité l'artère pulmonaire, présente dans la plus grande partie de son étendue les caractères propres aux caillots de formation récente ; c'est-à-dire qu'il est flasque, d'une consistance molle et d'une coloration presque noire ; mais, dans certains points, au contraire, il est décoloré, d'un blanc jaunâtre, consistant, friable, ramolli par places, et présentant çà et là de petits foyers d'une substance puriforme. Ces caractères sont très-marqués, en particulier dans les branches droites de l'artère pulmonaire, au moment où elles pénètrent dans le poumon correspondant. On trouve sur ce point un coagulum assez volumineux pour distendre fortement les parois de l'artère dans laquelle il est comme enclavé, placé à cheval sur l'éperon saillant que forment en se bifurquant deux vaisseaux de troisième ordre, et fortement recourbé sur lui-même pour pénétrer dans ces vaisseaux,

Sur ce point, le caillot ressemble, sous tous les rapports, par son aspect, sa texture et sa consistance, au coagulum contenu dans les veines iliaques primitive et externe du côté gauche ; il est évidemment du même âge que ceux-ci ; il en diffère seulement en ce que les couches externes sont évidemment de formation plus récente que les parties centrales. *Nulle part, même dans les points où il est de formation ancienne, le caillot qui obture l'artère pulmonaire n'est adhérent aux parois du vaisseau ; celles-ci sont parfaitement saines dans toute leur étendue.*

Les poumons, volumineux, ne se sont pas affaissés lors de l'ouverture de la cage thoracique ; d'ailleurs ils sont parfaitement sains. On n'y rencontre, en particulier, ni tubercules, ni noyaux d'hépatisation.

A l'examen microscopique, les caillots décolorés contenus dans les veines fémorales, iliaque externe et iliaque primitive gauche, offraient la composition suivante : 1° fibrine présentant encore l'as-

pect fibrillaire (seulement dans les parties denses du caillot);
2° matière amorphe disposée en grumeaux résultant de la désagrégation de la fibrine; 3° granulations moléculaires en grande quantité; 4° globules de graisse libre, de volumes divers; 5° globules
du sang déformés et diversement altérés. Les grumeaux fibrineux,
les granulations moléculaires et les globules graisseux, sont surtout
abondants dans les parties ramollies du caillot.

Le coagulum de l'artère pulmonaire, examiné dans les points décolorés, où il avait partiellement subi la fonte puriforme, présentait
exactement les caractères qui viennent d'être signalés.

Dans cette observation comme dans un cas rapporté plus haut
(obs. 7), la mort est survenue à une époque assez rapprochée de l'accouchement; elle a été la conséquence d'une oblitération de l'artère
pulmonaire par des caillots d'ancienne date, ainsi que le démontrent
leurs caractères anatomiques; en effet, leur forme et leur couleur
étaient celles de concrétions formées depuis plusieurs jours; et l'examen micrographique a prouvé qu'ils offraient tous les éléments qui
correspondent à une période avancée de la régression propre aux concrétions fibrineuses, éléments qui ne peuvent d'ailleurs appartenir
qu'à des caillots anciens. L'âge de ces caillots, autant qu'on peut le
déterminer d'après les caractères anatomiques, était le même que
celui des bouchons fibrineux qui oblitéraient les veines iliaque et
crurale, c'est-à-dire que leur formation remontait à huit jours au
moins. Or les parois de l'artère pulmonaire étaient, comme on l'a
vu, exemptes de toute altération : l'hypothèse d'un transport en
nature de caillot veineux est donc la seule qui puisse rendre raison
des phénomènes observés. Une masse étrangère ne pourrait guère
séjourner longtemps dans l'une des branches principales d'un vaisseau sans y développer la moindre altération, sans y créer la moindre
adhérence.

Voici maintenant deux observations analogues, également suivies d'autopsie, que nous empruntons au travail de Klinger (1) et à l'analyse que M. le Dr Strohl (2) a donnée d'un autre travail publié par Hecker, sur l'oblitération de l'artère pulmonaire comme cause de mort subite après l'accouchement (3).

OBSERVATION XIV.

Phlegmatia alba dolens puerpérale ; mort subite, caillots anciens dans l'artère pulmonaire.

Une primipare, âgée de 21 ans, éprouve, le troisième jour de ses couches, un frisson suivi de douleurs vives sur le trajet de la veine fémorale, dans le genou et le mollet. Ces douleurs se propagent jusque dans l'abdomen. Les glandes inguinales étaient gonflées, sensibles à la pression, ainsi que les parties dont il a été question plus haut, mais sans changement de couleur et sans élévation de température. Le lendemain, il se manifeste un œdème de toute la cuisse gauche, laquelle, au bout de quelques jours, avait atteint le double de son volume normal. Les douleurs étaient si vives qu'elles troublaient le sommeil. Les lochies coulant comme d'habitude ; la soif est modérée ; pouls, 96. L'onguent cinereum, une infusion de digitale, n'amenant aucun changement ; l'application de ventouses fait disparaître la douleur ; cependant l'œdème persiste. Mais une forte compression exercée à l'aide d'un bandage fit diminuer l'œdème, si bien que la malade restait habituellement hors de son lit et prenait des forces. Tout à coup elle tombe en poussant un cri ; le visage devient pâle, l'œil éteint, les extrémités froides, le pouls petit, peu accéléré, respiration bruyante, expression d'une grande anxiété. Mort au bout de trois quarts d'heure.

---

(1) *Archiv für physiol. Heilkunde,* 1855, p. 379.

(2) *L'Union médicale,* n° 154, t. IX ; 1855.

(3) *Deutsche Klinik,* 1855, n° 36.

Autopsie dix heures après la mort. — Rigidité cadavérique très-prononcée ; les extrémités inférieures sont fléchies contre le bassin. Cerveau consistant, dur, normal du reste. Les poumons sont aérés, sains ; quand on y pratique des sections, on remarque que des vaisseaux il s'échappe des caillots de sang en partie modifié. Le cœur ne présente pas de lésion notable. Le foie est volumineux. Les pyramides et la substance corticale du rein gauche sont plus rouges que cela n'a lieu au rein droit. L'utérus est tel qu'il doit être quatre semaines après l'accouchement. La veine crurale gauche et toutes les branches du membre inférieur qui s'y rendent sont complétement obstruées par des caillots fibrineux. On suit les caillots jusqu'au niveau du tiers inférieur de la cuisse ; ils sont d'une consistance très-dure et ils adhèrent fermement aux parois veineuses, à tel point qu'on ne peut les en détacher sans les rompre. La paroi veineuse est lisse, d'apparence normale. A l'extérieur, le vaisseau est adhérent au tissu cellulaire périphérique et enveloppé de toutes parts dans une masse de tissu induré. Le caillot peut être suivi par en haut jusque dans la veine iliaque gauche, à la paroi de laquelle il n'adhère que faiblement ; il se prolonge même dans l'étendue de 1 centimètre $\frac{1}{2}$ dans la veine cave inférieure où il se termine par une pointe conique ; au-dessus, cette veine est libre. Dans les poumons, on trouve des caillots qui peuvent être suivis jusque dans les plus petits rameaux de l'artère pulmonaire.

OBSERVATION XV.

Phlegmatia alba dolens puerpérale ; mort subite ; caillots fibrineux dans l'artère pulmonaire.

Une primipare âgée de 31 ans, accouchée naturellement après dix-neuf heures de travail, le 12 octobre 1851, fut prise, le troisième jour, d'une phlébite crurale gauche des plus intenses, suivie d'œdème du membre. La digitale à l'intérieur, les frictions mercurielles

(30 gr. en quatre jours), l'enveloppement de la cuisse dans de la ouate, et une diète sévère, ne furent pas sensiblement actifs ; et ce fut une application de ventouses scarifiées qui détermina un changement favorable. Un bandage compressif avait également diminué l'œdème au point que le malade put quitter le lit le vingtième jour ; à la marche, elle ne se plaignit que de faiblesse et d'engourdissement du pied. Elle passa ainsi huit jours, le plus souvent hors du lit. Un matin, en voulant prendre un objet sur le poêle, elle s'affaissa subitement : connaissance complète, énorme anxiété, face pâle, nez pointu ; respiration haletante, très-fréquente ; pouls petit, déprimé ; extrémités froides. Malgré tous les soins médicaux, la mort est survenue au bout de trois quarts d'heure, le vingt-neuvième jour après l'accouchement.

Autopsie faite dix heures après la mort. — Foie considérablement augmenté de volume ; rein gauche d'un rouge plus foncé que le droit dans sa substance corticale et les pyramides ; rien dans la matrice ; la veine crurale gauche et toutes ses afférentes totalement bouchées par des caillots fibrineux fortement adhérents. Ceux-ci se prolongeaient dans la veine iliaque commune gauche, mais n'y adhéraient que légèrement, et s'étendaient dans la veine cave dans une longueur de 1 pouce à 1 pouce et demi. Ce dernier caillot était tout à fait libre, et se terminait par une pointe conique. La veine hypogastrique était également bouchée, mais on ne put déterminer dans quelle longueur. Rien dans les veines du côté droit ; poumons libres et crépitants, un peu hyperémiés dans leur portion inférieure. Les incisions qui y furent faites laissèrent voir des caillots fibrineux pendre de tous les vaisseaux et boucher complétement la lumière. On cessa alors les sections pour ouvrir l'artère pulmonaire dans toute sa longueur ; les deux branches étaient pleines d'un coagulum fibrineux qui les remplissait entièrement et se propageait jusque dans les ramifications fines. Ce caillot n'adhérait nulle part intimement aux parois du vaisseau, et avait le même aspect que celui de la veine crurale; il était donc d'une date plus ancienne. Pas de lésions dans le cœur; cerveau un peu dense, sans altération.

Dans les deux faits qui vont suivre, les veines de l'utérus et des annexes étaient seules en cause; les veines crurales étant parfaitement libres, il n'existait point d'œdème douloureux. Ces observations sont empruntées, comme celle qui précéde, au travail du Dʳ Hecker.

OBSERVATION XVI.

Métrite peu de jours après l'accouchement; mort presque subite; oblitération de l'artère pulmonaire et de la veine hypogastrique par des caillots fibrineux anciens.

Femme âgée de 30 ans, robuste. Accouchement facile; mais il y avait adhérence de placenta, et la délivrance ne put avoir lieu que dix heures plus tard. On fit usage du chloroforme. Au bout de trente-six heures, frisson violent; utérus sensible à la pression; réaction fébrile intense. Au bout de trois jours, la maladie locale paraît rétrograder, mais le pouls est très-fréquent. Le cinquième jour à dater du frisson, la malade se sentait très-bien et avait bien passé la nuit. Dans l'après-midi, malgré les fréquentes recommandations de rester tranquillement couchée, *elle se leva,* mais s'affaissa immédiatement, tomba à terre, se releva très-péniblement, et fut trouvée, à une heure et demie, assise sur le bord de son lit. A quatre heures, elle était mourante; pouls filiforme, difficile à compter; respiration très-fréquente; figure froide, bleuâtre; expression de grande anxiété; apathie, somnolence. Mort à dix heures et demie du soir.

Autopsie. — Utérus volumineux; quelques traces de placenta au fond de la cavité; quelques lymphatiques contiennent du pus. Les veines sont remplies de caillots fibrineux; la veine hypogastrique droite est complétement bouchée par des caillots s'étendant jusque dans l'iliaque commune. Cœur normal; poumons œdémateux; le tronc de l'artère pulmonaire est bouché par un thrombus qui s'étend dans les deux branches, et peut être suivi assez loin dans ses ramifications.

OBSERVATION XVII.

Mort subite peu de jours après l'accouchement; oblitération de l'artère pulmonaire par des caillots blancs.

Primipare; accouchement facile; phénomènes fébriles; douleurs abdominales pendant les quatre premiers jours qui suivent l'accouchement. Le cinquième jour, à la suite d'émissions sanguines, ces accidents avaient diminué. Le soir, accès de dyspnée violente. Neuf jours plus tard, nouvel accès de dyspnée, avec douleur épigastrique. Mort au bout de quelques minutes.

Autopsie. — Poumons sains; l'artère pulmonaire, dont les parois sont seulement imbibées, est remplie de caillots sanguins, les uns récents, les autres consistants et décolorés; quelques-uns contenaient même une substance grisâtre, grenue, d'aspect purulent. Le cœur droit contenait des caillots récents; les veines de la matrice renfermaient du *pus concret,* surtout vers les ligaments larges.

Dans son *Atlas d'anatomie pathologique* (1), M. le professeur Cruveilhier a rapporté une observation qui présente de nombreux points de contact avec les cas précédents. Nous croyons qu'il s'agit d'un cas d'embolie pulmonaire. Nous rapporterons toutefois cette observation sous le titre qui lui a été donné.

OBSERVATION XVIII.

Inflammation de l'artère pulmonaire suivie de phlébite.

Primipare, âgée de 29 ans; mort vingt-huit jours après l'accou-

---

(1) T. I, livraison 2, pl. II et III.

chement. Des symptômes de phlébite utérine ont été observés du 12 au 25 juillet. Du 25 juillet au 3 août, la malade semblait marcher vers la convalescence. Le 3 août, invasion subite de symptômes dyspnéiques, qui se terminent par la mort au bout de six jours.

Autopsie. — Les veines ovariques et presque toutes les veines hypogastriques se présentent comme des cordons durs ; elles doivent cette dureté aux caillots compactes, adhérents, décolorés, qui les remplissent. La veine iliaque externe, la crurale gauche, et quelques-unes de leurs divisions, renferment des caillots moins compactes, adhérents, mais de date évidemment plus récente.

L'artère pulmonaire, disséquée avec soin, offre une concrétion sanguine décolorée, légèrement adhérente aux parois, concrétion qui va se divisant à la manière de l'artère, et pénètre jusque dans un certain nombre de ramifications assez ténues. Les caillots des petites divisions étaient rouges, peu consistants, tandis qne les caillots du tronc principal présentaient, par leur cohérence et par leur décoloration, des traces non équivoques de leur ancienneté. Au centre du caillot principal, existait une collection de pus qui offrait tous les caractères du pus phlegmoneux. Plus loin le caillot sanguin était décoloré, mais ferme. A la base du poumon gauche, on trouve plusieurs noyaux de pneumonie lobulaire à l'état d'induration, rouges, et quelques plaques purulentes superficielles ; œdème des deux poumons dans les parties postérieures des deux lobes inférieurs.

Il n'existait point de *phlegmatia alba dolens* dans ce cas, bien qu'à l'autopsie on ait trouvé des caillots adhérents dans la veine crurale. Mais, suivant une importante remarque de M. le professeur Cruveilhier (1), remarque confirmée d'ailleurs par les observation de Virchow (2), P. Lee, Simpson, Hewitt (3), et plusieurs autres observa-

---

(1) *Traité d'anatomie pathologique*, t. II, p. 315.
(2) *Op. cit.*, p. 597.
(3) *The Lancet*, 19 décembre 1857.

teurs, on peut considérer comme physiologique l'oblitération fibrineuse des sinus utérins après l'accouchement : ce serait là , d'après l'éminent professeur, le point de départ de la *phlegmatia alba dolens* des femmes en couches. Si l'on ajoute que la prédominance de la fibrine, dans l'état puerpéral, prédispose les femmes en couches à des coagulations veineuses sur d'autres points de l'économie, ainsi que nous l'avons fait observer plus haut ; si l'on se rappelle que l'oblitération spontanée des jugulaires a été également observée à la suite du travail, on comprendra combien de pareils accidents sont à craindre chez les accouchées, et combien il est probable que les caillots anciens trouvés dans l'artère pulmonaire sont, en pareil cas, le résultat d'un déplacement.

B. *Phthisie pulmonaire.*

Nous avons vu ailleurs que la thrombose est un phénomène commun aux affections les plus diverses ; et cet accident, qui vient si souvent compliquer les cachexies de toute nature, n'est jamais plus fréquent que dans la phthisie pulmonaire, vers sa période terminale. Il est rare en effet de ne point trouver des oblitérations veineuses chez les tuberculeux qui succombent dans le marasme, soit dans les gros troncs, soit dans les petites ramifications : les veines du mollet en sont plus spécialement le siége, mais on peut trouver de semblables concrétions sur tous les points de l'économie ; les vaisseaux du bassin, les veines jugulaires, l'azygos elle-même, en renferment quelquefois. On doit par conséquent s'attendre à rencontrer assez souvent l'oblitération métastatique de l'artère pulmonaire chez les tuberculeux : sur 30 observations d'embolie pulmonaire rassemblées par M. le Dr Cohn, il en est 8 qui ont été recueillies chez des phthisiques. Il est donc évident que toutes les fois que chez un malade atteint de tuberculisation, on trouvera des caillots de date ancienne dans l'artère pulmonaire, il faudra soigneusement examiner le système veineux. Les deux observations suivantes en fourniront sans doute une preuve satisfaisante.

OBSERVATION XIX.

Mort par embolie pulmonaire; caillot adhérent dans la veine hypogastrique.

P..... (Antoinette), âgée de 23 ans, cuisinière, est entrée le 27 novembre 1859, à l'hôpital de la Charité, dans le service de M. Pelletan, salle Saint-Basile, n° 5.

Cette jeune fille, blonde, pâle, et d'un tempérament lymphatique, a toujours habité la campagne, jusqu'à l'année dernière, époque à laquelle, étant devenue enceinte, elle vint à Paris pour faire ses couches à l'Hôtel-Dieu.

Une affection fébrile, s'étant déclarée peu de temps après l'accouchement, la retint plusieurs jours au lit ; mais, un traitement approprié ayant triomphé de tous ces accidents, elle quitta l'hôpital après un séjour de trois semaines. Depuis cette époque, elle a toujours vécu dans d'assez bonnes conditions hygiéniques. Il y a un mois environ, s'étant enrhumée à la suite d'un refroidissement, elle eut une première hémoptysie, qui fut suivie de deux ou trois autres : c'est l'apparition de ces symptômes alarmants qui l'a décidée à se présenter à l'hôpital.

État actuel. A l'auscultation, râle muqueux sous la clavicule droite ; matité comparative en cet endroit, respiration normale à gauche. En arrière, respiration rude, expiration prolongée, et matité comparative dans la fosse sus-épineuse droite ; état normal à gauche. Toux fréquente ; expectoration abondante ; crachats muqueux, légèrement striés de sang. Il n'existe point de douleurs mélalgiques ni d'œdème des membres inférieurs.

En présence des faits révélés par l'auscultation, il ne pouvait exister aucun doute sur le diagnostic : il s'agissait évidemment d'une phthisie pulmonaire déjà fort avancée. On se borna donc à l'expectation, tout en accordant 2 portions alimentaires à la malade, dont l'appétit était satisfaisant.

Le 4 décembre, vers midi, la malade, qui venait de prendre son déjeuner, se promenait tranquillement *dans la salle sans éprouver aucun malaise. Tout à coup elle pâlit, pousse un cri et s'affaisse sur elle-même.* On accourt, on la relève, on la transporte sur son lit. *Une dyspnée* violente s'était déclarée ; la malade, assise sur son séant, faisait de grands efforts pour respirer ; les extrémités étaient froides : une sueur visqueuse se montrait à toute la surface du corps. Les battements du cœur étaient tumultueux, irréguliers, sans isochronisme avec le pouls. On sent à peine les pulsations des artères radiales.

Lèvres violettes, un peu d'écume à la bouche.

Rien de nouveau à l'auscultation.

Les symptômes s'étant progressivement aggravés, la malade succomba vers cinq heures du soir.

A l'*autopsie*, on trouva dans le poumon droit les lésions d'une phthisie avancée ; mais, comme la mort presque subite de la malade, et les accidents observés pendant les derniers moments de la vie, avaient suggéré l'idée d'une obstruction de l'artère pulmonaire, les recherches furent dirigées dans ce sens.

Le ventricule droit était rempli par un caillot mou, qui se prolongeait dans le tronc pulmonaire. La bifurcation gauche de cette artère renfermait un caillot mou, qui s'étendait assez loin : mais la bifurcation droite était oblitérée par un énorme caillot blanc, de forme irrégulière, assis à cheval sur l'éperon formé par l'écartement des deux premières divisions de la bronche destinée au poumon droit ; il envoyait dans chacune d'elles un prolongement blanc et résistant. Un caillot mou, formé derrière lui, venait se réunir au coagulum récent formé dans le tronc pulmonaire ; et dans les vaisseaux du poumon droit, des caillots, d'origine évidemment récente, oblitéraient jusqu'aux plus petites ramifications artérielles. Le bouchon fibrineux n'offrait pas la moindre adhérence aux parois vasculaires, d'ailleurs lisses, incolores, et parfaitement saines.

Aucun caillot ne siégeait dans les veines fémorales soit à droite, soit à gauche ; mais la veine hypogastrique droite renfermait un caillot blanc, adhérent aux parois vasculaires, qui envoyait un prolongement mamelonné dans la veine iliaque primitive : le sommet de ce caillot, irrégulier et déchiqueté, paraissait avoir été tout récemment déchiré. Un coagulum mou remplissait l'hypogastrique à 2 ou 3 centimètres au-dessous du point où finissait le caillot blanc et adhérent aux parois de la veine.

Aucune tentative ne fut faite pour adapter, à la surface irrégulière et déchirée du caillot veineux, le caillot embolique ; mais l'analyse microscopique a prouvé qu'ils étaient formés tous les deux des mêmes éléments ; nous y avons trouvé des granulations moléculaires et des globules blancs, mélangés de quelques fibrilles et d'un trèsgrand nombre de granulations graisseuses, que l'addition d'une gouttelette d'éther fait rapidement disparaître.

Cette observation présente à notre point de vue un véritable intérêt. Sous le rapport de la physiologie pathologique, elle met en évidence, de la manière la plus frappante, les grands symptômes de l'oblitération soudaine du tronc pulmonaire : sous le rapport de l'anatomie pathologique, elle apporte une preuve de plus à la doctrine des embolies ; enfin, sous le rapport du diagnostic, elle démontre qu'il est souvent possible de reconnaître la nature de l'accident, pendant la vie du malade.

Il est un point sur lequel nous tenons à insister. Dans un grand nombre de cas semblables, on s'empresse, après avoir jeté un coup d'œil superficiel sur les vaisseaux du membre inférieur, de nier l'existence de toute oblitération veineuse, et le fait se trouve inscrit au nombre des oblitérations spontanées du tronc pulmonaire.

Le scepticisme arbitraire d'un grand nombre d'observateurs s'accommode trop bien d'un pareil procédé, pour ne point le mettre en usage ; il est toujours plus commode de nier que vérifier ; mais ce n'est qu'après avoir scrupuleusement examiné toutes les grosses veines de l'économie, qu'on est en droit de conclure à la formation spontanée d'un caillot pulmonaire : que serait-il arrivé, par exemple, dans le cas que nous venons de rapporter, si après n'avoir rien trouvé dans les vaisseaux fémoraux, nous avions borné là notre examen ? Nous aurions évidemment méconnu la véritable nature du fait que nous avons sous les yeux.

L'observation suivante est l'un des faits les plus concluants que nous possédions en faveur de la doctrine des embolies : le caillot pulmonaire était ramifié, et les branches correspondaient exactement aux vaisseaux tributaires de la veine azygos oblitérée, au point même où une parcelle du coagulum avait été récemment détachée.

OBSERVATION XX.

Phthisie au troisième degré ; caverne énorme ; caillot ramifié dans l'artère pulmonaire, correspondant au point précis où se termine une concrétion logée dans la veine azygos.

P..... (Rose), âgée de 22 ans, domestique, est entrée, le 29 septembre 1859, à l'hôpital de la Charité, dans le service de M. le D\r Beau, salle Saint-Vincent, n° 23.

Cette jeune fille, d'une taille assez élevée, a les cheveux bruns, les yeux noirs, le teint coloré. Réglée à 15 ans, elle est accouchée, il y a deux ans, d'un enfant qui est mort en bas âge. Depuis quatre mois, elle habite Paris, dans d'assez bonnes conditions hygiéniques. Il y a trois mois, à la suite de refroidissement, elle fut prise d'une bronchite opiniâtre, et n'a jamais cessé de tousser depuis ; peu de temps après, elle a perdu complétement l'appétit ; depuis deux mois, les règles ont cessé de paraître ; enfin, il y a cinq semaines, elle eut une hémoptysie, qui fut suivie de plusieurs autres. Point de sueurs nocturnes ; peu d'amaigrissement ; expectoration assez abondante ; crachats nummulaires.

État actuel, le 29 septembre.

A l'auscultation, la respiration est rude dans la fosse sus-épineuse gauche; vers la partie inférieure des poumons, elle est naturelle : il en est de même dans toute l'étendue du côté droit.

En avant, on trouve, à gauche, du gargouillement, de la pectoriloquie et du souffle caverneux sur une vaste surface qui s'étend depuis la clavicule jusqu'au cinquième espace intercostal. La respiration est normale à droite; la percussion donne un son mat dans toute l'étendue du côté gauche de la poitrine, en avant; à droite la sonorité est normale. Il existe dans la fosse sus-épineuse gauche une matité comparative bien caractérisée. Il existe en même temps une expectoration muco-purulente assez abondante : les crachats sont souvent striés de sang.

Le cœur présente au premier temps un léger bruit de souffle; 80 pulsations; pas de chaleur fébrile à la peau.

Le diagnostic formulé par M. Beau fut le suivant : phthisie pulmonaire; caverne énorme au côté gauche en avant.

On prescrivit le traitement saturnin; la malade s'accoutuma peu à peu à prendre six pilules de carbonate de plomb renfermant chacune 0,8 de carbonate de plomb. — Une portion alimentaire.

Nous n'entreprendrons pas de suivre dans toutes ses phases l'histoire de la maladie : qu'il nous suffise de dire qu'après avoir éprouvé une amélioration extraordinaire, la malade eut une attaque violente de coliques saturnines, qui rendit indispensable la suppression des pilules de carbonate de plomb. Peu de temps après la toux et l'expectoration reparaissaient en abondance, et la malade succombait le 9 décembre après une lente agonie.

A l'*autopsie*, nous avons trouvé, au sommet du poumon gauche, une caverne énorme, à parois anfractueuses, et qui, sous la clavicule, n'est absolument séparée de la paroi thoracique que par la plèvre viscérale.

Un caillot mou, noirâtre, humide, occupait la cavité ventriculaire droite, et se prolongeait dans l'artère pulmonaire, dont il occupait la division jusqu'aux ramifications de cinquième ordre.

Au sein même du tronc pulmonaire, immédiatement au-dessus des valvules sigmoïdes, un caillot blanc à la surface, rouge au centre, se trouvait enclavé, pour ainsi dire, dans le coagulum mou qui remplissait l'artère. Du côté droit de sa circonférence, on voit naître trois prolongements fibrineux, dirigés tous les trois en haut et en dehors : deux de ces prolongements, moins volumineux que le troisième, étaient rapprochés l'un de l'autre et presque contigus ; le dernier prolongement égalait en grosseur les deux autres réunis ; il occupait la partie inférieure du caillot.

Comme il était de toute impossibilité qu'un caillot orné de trois prolongements semblables se fût développé au sein d'un vaisseau qui ne fournit pas la moindre branche collatérale, nous avons immédiatement compris qu'il devait nécessairement s'être formé sur un point quelconque du système veineux. Une dissection attentive ne nous a fait découvrir aucune trace d'altération dans les vaisseaux tributaires de la veine cave inférieure ; un examen prolongé de la veine cave supérieure et des veines aboutissantes ayant également trompé notre attente, nous étions sur le point d'abandonner le cadavre, lorsque le hasard nous fit découvrir une coagulation manifeste dans la veine azygos : remplie d'un caillot rouge au centre, blanchâtre et adhérent à la périphérie, cette veine présentait un espace vide immédiatement au devant de ce caillot qui se terminait brusquement par une extrémité irrégulière ; dans cet espace on apercevait l'embouchure de trois petites veines, dont la situation correspondait à merveille à la distance que les trois prolongements offraient entre eux (voir la figure 2). L'extrémité inférieure de cette veine ayant été malheureusement coupée au moment de l'extraction du cœur, il nous fut impossible de poursuivre plus loin la dissection des vaisseaux.

Nous attachons une grande importance à ce fait, qui présente un argument décisif en faveur de la doctrine des embolies : en effet, la conformation extérieure du caillot migratoire nous a permis d'en déterminer avec précision le véritable point de départ. La situation du caillot, logé dans le tronc principal de l'artère pulmonaire, nous fait supposer qu'il a dû franchir l'orifice cardiaque aux derniers instants de la vie, lorsque le cœur ne se contractait presque plus; dans toute autre circonstance il aurait été projeté plus loin.

D. *Phthisie aiguë.*

La thrombose et les accidents qui peuvent en être la conséquence n'ont été signalés jusqu'ici que dans les cas de phthisie à marche lente; et l'on comprend aisément, en jetant un coup d'œil sur les malheureux parvenus au dernier terme de cette maladie, la formation presque constante de ces oblitérations veineuses; le marasme dans lequel ils sont plongés en fournit une explication directe. Mais personne à notre connaissance n'avait encore signalé cette complication dans la phthisie aiguë; il ne s'agit plus ici, comme on voit, d'une thrombose cachectique, mais d'une coagulation directement produite par le vice tuberculeux. On lira donc avec intérêt l'observation inédite que nous devons à l'obligeance de M. le Dr Potain, médecin de l'hospice des Ménages : à côté de ce phénomène exceptionnel, dans les cas de phthisie galopante, nous y trouverons l'un des cas les plus manifestes de transport de caillots; on a pu en effet adapter au sommet brisé du coagulum veineux l'extrémité irrégulière du tampon fibrineux logé dans l'artère pulmonaire.

OBSERVATION XXI.

Phlébite aiguë; coagulation sanguine dans les veines crurale et iliaque du côté gauche; embolie pulmonaire.

Une femme de 64 ans était entrée, dans le commencement de la seconde quinzaine d'août, à l'hôpital Necker, dans le service de M. Vernois, que M. Potain remplaçait en ce moment. Elle ne donnait que des renseignements très-vagues sur ses antécédents. Pendant les premiers jours, elle ne présenta que des symptômes d'épuisement, résultat probable d'un excès de travail et d'une nourriture insuffisante. Maigreur extrême; décrépitude anticipée; diminution notable des forces; quelques râles disséminés dans la poitrine; point de fièvre.

Au bout de quatre ou cinq jours, il était survenu un état fébrile assez caractérisé; les symptômes thoraciques s'étaient aggravés; la malade toussait, mais on ne constatait encore qu'une diminution de la résonnance et du murmure vésiculaire dans la moitié inférieuer du côté gauche de la poitrine. — Vésicatoire sur le point malade.

Le 28 août. Un œdème assez considérable se développe au membre inférieur gauche.

Le 30. On sent distinctement la veine crurale oblitérée par un caillot; la sensibilité à la pression est un peu exagérée à ce niveau. En même temps, bien qu'on n'eût rien constaté de nouveau à l'auscultation, la respiration devenait plus pénible et plus accélérée, le pouls plus fréquent et surtout beaucoup plus petit.

Le 31. Il y avait de 44 à 48 inspirations par minute; cependant la malade pouvait faire, quand on l'en priait, de longues et même de très-profondes inspirations. Le pouls était excessivement petit et faible; les battements de cœur, au contraire, assez énergiques, à en juger par l'impulsion de la pointe et l'intensité des bruits. Le premier bruit surtout était fort et dur; pas de souffle; le ventre légèrement sensible à la pression.

Mort le 1er septembre, sans agonie, sans convulsions.

A l'*autopsie*, péritoine généralement injecté et dépoli; quelques petites plaques pseudo-membraneuses, minces et peu adhérentes, sont disséminées à sa surface.

Granulations miliaires éparses sur les plèvres et le péritoine qui revêt la face inférieure du diaphragme; tubercules miliaires en quantité énorme dans les deux poumons, un peu plus serrés vers les sommets; pas de tubercules crus.

Les deux branches de l'artère pulmonaire et leurs divisions sont remplies de caillots fibrineux en partie blancs et décolorés, en partie rouges et mous, accumulés presque en totalité dans les ramifications destinées aux lobes inférieurs.

La branche droite de l'artère, au niveau de sa première bifurcation, renferme un caillot fibrineux irrégulier, volumineux, en partie décoloré, en partie d'un rouge foncé, irrégulièrement arrondi à son extrémité périphérique, *et présentant du côté du cœur une cassure nette et fibreuse* qui semble résulter d'un déchirement : il n'adhère nullement aux parois vasculaires.

Point de caillots fibrineux dans le cœur.

Veine crurale remplie de caillots, le coagulum s'étendant jusqu'aux veines iliaques de ce côté, et remontant jusqu'à la veine cave inférieure. Au point où l'artère iliaque droite croise la veine iliaque gauche, le caillot contenu dans celle-ci est creux, d'une dépression très-marquée ; au-dessus il reprend son volume primitif, et au niveau de l'embouchure de l'iliaque primitive dans la veine cave inférieure, *il présente une extrémité nettement coupée en travers*, et offrant une cassure fibreuse tout à fait semblable à celle du caillot trouvé dans l'artère pulmonaire.

En rapprochant l'une de l'autre ces deux surfaces, on constate qu'elles offrent, la première une concavité, la seconde une convexité, avec quelques petites échancrures et anfractuosités à la circonférence. En appliquant ensuite les caillots l'un à l'autre par les surfaces correspondantes, en ayant soin de diriger dans le même sens les fibres de la cassure, *la concavité du premier s'adapte très-exactement à la convexité du second, et les petites échancrures situées au pourtour de ces deux surfaces se correspondent avec beaucoup de précision.*

Il est impossible, en présence de caractères aussi nettement tranchés, de conserver le moindre doute sur l'origine du caillot trouvé dans l'artère pulmonaire. Situé au sommet du coagulum veineux, il se prolongeait, selon toutes les apparences, dans la veine cave inférieure ; la veine iliaque primitive droite étant libre, le courant sanguin venait balayer avec force l'extrémité supérieure du cylindre fibrineux, qui n'a point tardé à se détacher de sa base. La structure fibreuse des deux fragments semble prouver qu'ils n'avaient point encore subi le ramollissement qui, dans la majorité des cas, précède et prépare la séparation. L'impulsion de l'ondée veineuse a suffi pour en opérer la rupture.

Sous le rapport des symptômes, il s'agit ici d'un cas d'embolie latente. L'invasion de la dyspnée a été lente et progressive, et les phénomènes observés auraient fort bien pu se rattacher à un polype du cœur. Toutefois il est bon de noter qu'au plus fort de la dyspnée la malade conservait la faculté de faire de longues et profondes inspirations. Ce signe est celui qui caractérise le mieux les obstructions de l'artère pulmonaire.

E. *Fièvre typhoïde.*

On sait depuis longtemps que la coagulation spontanée du sang dans les veines peut se présenter dans le cours de la fièvre typhoïde ou dans la convalescence qui lui fait suite. Suivant M. le professeur Magnus Huss (1), on peut quelquefois rencontrer une obstruction pulmonaire par embolie. En pareil cas, Virchow (2) rapporte deux observations qui confirment cette manière de voir.

OBSERVATION XXII.

Thrombose de la veine sacrée moyenne ; caillots d'origine ancienne dans l'artère pulmonaire et l'oreillette droite. Mort presque subite.

Une fille de 23 ans, chlorotique, était atteinte d'une fièvre typhoïde latente, ainsi que l'a révélé l'autopsie. Elle avait éprouvé, entre autres symptômes, *une douleur vive dans la région sacro-iliaque*

---

(1) *Statistique et traitement du typhus*, p. 205.
(2) *Op. cit.*, p. 341.

gauche. Frissons, fièvre, courbature, inappétence, constipation, pesanteur de tête. Tous ces symptômes paraissaient s'amender, lorsque la malade est prise tout à coup, *au moment où elle se lève pour uriner,* d'un accès de syncope suivi de mouvements convulsifs. Cet accès se répète à trois ou quatre reprises, et la malade succombe dans une de ces attaques.

À l'*autopsie,* on trouva dans l'oreillette droite un thrombus ayant le diamètre du petit doigt, sec, consistant, ridé à sa surface, de couleur gris-brun à l'extérieur, rouge foncé à l'intérieur, formé de couches concentriques, plusieurs fois replié sur lui-même, et long de 5 pouces et demi. Le tronc principal de l'artère pulmonaire du côté droit est rempli par un caillot volumineux qui se prolonge dans la plupart des divisions principales, et qui est semblable à celui qu'on a trouvé dans le cœur : il a environ 5 lignes de diamètre et 4 pouces de long. En arrière, la lumière des vaisseaux est à peu près libre ; ils contiennent du sang liquide, et çà et là des fragments fibrineux d'épaisseur et de couleur variables : quelques-uns sont à cheval sur les éperons des anastomoses. Pas d'altération des parois de l'artère. Dans les derniers pieds de l'iléon, ulcération des plaques de Peyer, dont quelques-unes sont en voie de cicatrisation ; gonflement des ganglions mésentriques. *D'une veine sacrée moyenne part un caillot de 1 pouce de long sur un quart de pouce d'épaisseur, qui s'avance dans la veine cave ; ce caillot n'est que le prolongement d'un thrombus qui remplit la veine sacrée elle-même, et adhère à ses parois ;* les parois de cette dernière veine sont épaissies, et plongent dans un tissu induré situé en avant et à gauche du sacrum dans la direction de la grande échancrure sciatique ; le nerf sciatique est en partie compris dans ce tissu induré.

OBSERVATION XXIII.

Mort presque subite pendant la convalescence d'une fièvre typhoïde; caillots anciens dans l'artère pulmonaire; thrombose de la veine iliaque gauche.

Garçon de 24 ans. Fièvre typhoïde assez grave. Le malade paraît convalescent depuis quelques jours; il a bien dormi; ventre mou, indolent; encore un peu de toux et quelques râles sibilants dans la poitrine; le pouls est intermittent sans être faible; l'intermission a lieu après 3 battements; 80 pulsations.

A onze heures du soir, le malade, qui jusque-là avait bien dormi, se réveille, demande le bassin, fait une selle liquide, et rend toute son urine. A peine avait-il fait cela et échangé quelques mots indifférents avec son voisin, qu'il est pris tout à coup de mouvements convulsifs du bras, fait quelques inspirations bruyantes et profondes, et meurt au bout de quelques minutes.

Autopsie. Ulcérations des plaques de Peyer et des follicules isolés presque entièrement cicatrisés; gonflement des glandes mésentériques, surtout au voisinage du cæcum. Dans la branche principale de l'artère pulmonaire qui conduit au lobe inférieur du poumon droit, on trouve un caillot de 1 pouce et demi de long, en partie décoloré, ridé à l'extérieur, mou à l'intérieur, composé de couches concentriques, avec une sorte de bouillie rougeâtre entre les couches : ce caillot n'adhère nullement aux parois du vaisseau qui sont tout à fait saines. A deux autres endroits, productions analogues. Les deux poumons sont congestionnés et œdémateux. Dans la veine iliaque droite, au-dessous de l'embouchure de l'iléo-lombaire, on voit adhérent à la paroi interne un caillot aplati, déchiqueté, correspondant, par l'aspect et la forme, avec le caillot contenu dans l'artère pulmonaire; au-dessous de lui, la membrane intérieure de la veine est fortement injectée. La veine iliaque gauche est remplie par un bouchon fibrineux de texture spongieuse, caverneuse, lequel

se prolonge jusqu'à l'embouchure de l'hypogastrique sous forme
d'un caillot encore récent, décoloré à la surface, mou au centre.
On trouve aussi des caillots dans l'hypogastrique et l'iléo-lombaire
gauche.

F. *Phlébite simple.*

La phlébite oblitérante, aiguë et sans complications, est sans contre-
dit l'une des causes les plus fréquentes des coagulations veineuses;
on doit donc s'attendre souvent à rencontrer dans cette maladie des
caillots métastatiques dans l'artère pulmonaire. C'est à un accident
de ce genre qu'il faut sans doute attribuer la mort dans l'intéressante
observation de Lediberder, citée par Baron (1).

Une jeune fille de 17 ans mourut subitement après avoir éprouvé
des syncopes répétées. A l'*autopsie*, on trouva des caillots décolorés
dans l'artère pulmonaire, sans altération des parois de ce vaisseau;
les veines jugulaires internes, crurales, hypogastriques, etc., étaient
le siége de caillots analogues et plus ou moins adhérents. Il est donc
extrêmement probable que la migration d'un ou plusieurs fragments fibrineux a fait succomber la malade, bien qu'il soit impossible de l'affirmer positivement, en présence de lacunes regrettables
qui privent l'observation d'une grande partie de sa valeur.

Nous trouvons dans les auteurs allemands des faits plus concluants
à cet égard; on pourra en juger par l'exposé sommaire que nous
allons en donner.

---

(1) *Archives générales de médecine,* t. III; 1838.

OBSERVATION XXIV.

Mort subite chez un malade atteint de phlébite de la veine crurale droie; caillots anciens non adhérents dans l'artère pulmonaire.

Un jeune homme vigoureux entre à la Charité de Berlin, atteint, en apparence, de *fièvre rheumatique;* il se plaignait de douleurs dans la cuisse droite, qui paraissaient avoir leur siége dans les parties molles. Pouls fréquent et dur. (Saignée du bras; ventouses sur la cuisse.) Le lendemain de son entrée, le malade meurt subitement.

Autopsie. Les artères pulmonaires sont remplies de caillots, en partie de texture granuleuse, de couleur lie de vin, non adhérents aux parois artérielles. La veine où la saignée a été pratiquée est normale; la veine crurale droite est remplie et partiellement oblitérée par un caillot adhérent. Les parois de la veine étaient épaissies, infiltrées; la membrane interne était rugueuse (1).

OBSERVATION XXV.

Phlébite de la veine hypogastrique; caillots décolorés dans l'artère pulmonaire; mort après une agonie de trois jours.

Un homme vigoureux, âgé de 30 ans, éprouve tout à coup un frisson violent, suivi d'une réaction fébrile intense. L'auscultation de la poitrine ne fait rien découvrir d'anormal. La fièvre tombe six jours après, à la suite d'un traitement antiphlogistique. Le septième jour, tout à coup, dyspnée violente, anxiété extrême, refroidissement des extrémités, impulsion du cœur très-faible. Mort le dixième jour.

Autopsie. Poumons anémiques; l'artère pulmonaire est remplie, dans toute son étendue, de caillots volumineux, qui, dans les grosses

---

(1) Virchow, *op. cit.,* p. 374.

branches, sont décolorés, ardoisés, de texture granuleuse, et légèrement adhérents à la membrane interne. La veine hypogastrique et une petite veine iléo-lombaire qui s'y abouche sont oblitérées par un bouchon fibrineux, gris ardoisé, de texture granuleuse, comme cannelé. *Une des extrémités du caillot pulmonaire s'adaptait exactement à l'extrémité supérieure très-inégale du caillot veineux* (1).

C. *Varices enflammées.*

Si la phlébite simple, considérée au point de vue des oblitérations veineuses qui en sont la conséquence, peut devenir une source d'embolies pulmonaires, il est évident que les veines variqueuses, sujettes, comme on sait, à s'enflammer assez facilement, pourront, à leur tour, donner naissance à des accidents de ce genre.

L'observation suivante, que nous devons encore à l'obligeance de M. le Dr Potain, paraît confirmer l'hypothèse que nous venons d'émettre.

OBSERVATION XXVI.

Phlébite de quelques veines variqueuses du mollet; mort rapide. A l'autopsie, oblitération des artères pulmonaires par des caillots fibrineux.

Mme M....., âgée de 80 ans, pensionnaire à l'hospice des Ménages, avait, depuis une quinzaine de jours, des varices superficielles de la jambe droite, plus volumineuses et plus tendues que de coutume. A la partie supérieure du mollet, les veines variqueuses étaient sensibles, dures, entourées d'un peu de rougeur et d'empâtement; le bas de la jambe était légèrement œdématié. J'avais prescrit le repos et des cataplasmes.

Je la vis le 6 février 1861, au matin. Elle avait essayé de se lever,

-----

(1) Klinger, *op. cit.*, p. 377.

malgré mes recommandations, ce qui avait un peu augmenté les douleurs; mais, sauf un peu plus de rougeur, je ne constatai rien de nouveau. Cette dame ne se trouvait d'ailleurs pas malade, et se résignait avec beaucoup de peine à garder le lit. Elle se leva encore dans la journée, marcha un peu, et se coucha le soir sans plus de malaise que de coutume. Dans la nuit, *elle mourut assez subitement pour que personne dans la salle ne s'en aperçût.* On la trouva morte en approchant de son lit pour l'éveiller.

Autopsie le 9 février au matin.

Cavité crânienne, dure-mère très-adhérente aux os; glandes de Pacchioni très-développées. A la base du cerveau, à cheval sur la grande fente, et la partie moyenne des nerfs olfactifs, une petite tumeur du volume d'une grosse aveline, de consistance un peu plus solide que la pulpe cérébrale, et formée de granulations analogues à celles de Pacchioni. Circonvolutions cérébrales et nerfs olfactifs légèrement déprimés à ce niveau, mais nullement altérés; sérosité limpide en quantité très-notable dans les ventricules.

Cavité thoracique; plèvre gauche adhérente, dans toute son étendue, par des brides celluleuses blanches, résistantes et évidemment anciennes. Dans la plèvre gauche, 300 grammes d'un liquide jaune verdâtre. Point d'adhérences. Les deux poumons, souples et crépitants, sont un peu bosselés à la surface, et emphysémateux par places; ils laissent sourdre à la surface d'une coupe un liquide grumeux, mais très-peu de sang; quelques mucosités dans la trachée et les bronches; point de rougeur.

Cœur de volume sensiblement normal, à parois flasques et chargées de graisse, mais non dégénérées. Dans le péricarde, une petite quantité de sérosité limpide, sans traces de péricardite; orifices normaux, sauf un léger épaississement de la valvule tricuspide, au voisinage de son bord libre.

Les oreillettes et les ventricules contiennent une assez grande quantité de sang en partie liquide, en partie coagulé, sous forme de caillots mous. Dans le ventricule droit, il existe un caillot en partie fibrineux et décoloré, en partie mou et noir ; il se continue dans l'arbre pulmonaire, où il est peu résistant. Dans la branche gauche de l'artère, un caillot un peu plus dense se prolonge dans quelques-unes de ses branches. Dans la branche droite, le coagulum est beaucoup plus volumineux et plus étendu ; il en remplit à peu près complétement l'extrémité, et envoie des prolongements qui, surtout dans le lobe inférieur, s'étendent jusqu'aux ramifications de troisième et quatrième ordre, *qu'ils remplissent et distendent fortement. Ces caillots ne sont point adhérents à la paroi vasculaire, qui ne présente aucune altération à ce niveau.*

Rien à noter dans la cavité abdominale.

Cette observation fort intéressante présente malheureusement une grande lacune : les veines du mollet n'ont pas été examinées. Nous croyons toutefois qu'il s'agissait bien d'une obstruction produite par un caillot migratoire : on voit en effet que le coagulum pulmonaire distendait les vaisseaux, sans adhérer à leurs parois, ce qui ne peut guère exister que dans les cas d'embolie ; d'ailleurs les imprudences de la malade avaient évidemment favorisé la séparation d'un fragment de caillot veineux.

Nous devons à M. le Dr Vidal le récit d'un cas analogue, qui s'est heureusement terminé par la guérison. Au triple point de vue de l'étiologie, du pronostic et du traitement, cette observation présente un intérêt qui sera sans doute apprécié par tous nos lecteurs.

OBSERVATION XXVII.

Inflammation d'une veine variqueuse ; invasion secondaire d'accidents de suffocation, bientôt suivis d'apoplexie pulmonaire. Traitement fluidifiant ; guérison complète.

M. X....., âgé de 48 ans, homme actif et d'une constitution vigoureuse, avait autrefois été sujet à des épistaxis, qui, depuis quelques années, étaient remplacées par un flux hémorrhoïdal assez irrégulier ; il portait depuis longtemps une dilatation variqueuse de la saphène interne à droite.

Au mois de juillet dernier, étant aux eaux de Bade, M. X..... éprouva, à la suite d'un bain froid, un malaise général, accompagné d'un mouvement fébrile ; pendant la nuit, une douleur vive se manifesta dans le mollet droit, et le médecin appelé constata, sur le trajet de la saphène interne, un noyau d'induration sur le point même de la douleur. Pendant les jours suivants, la douleur s'étendit vers le pli de l'aine, et le médecin reconnut sur le trajet de la saphène un cordon dur, s'étendant jusqu'à son embouchure, au niveau du repli falciforme. OEdème du membre ; traînées rougeâtres sur le trajet des lymphatiques ; mouvement fébrile irrégulier, sueurs abondantes.

Trois semaines environ après le début des accidents, *le malade fut pris subitement d'une anxiété épigastrique avec dyspnée extrême ; état lipothymique, fréquence, faiblesse et irrégularité du pouls.* Cet état dura environ une heure et demie. Le lendemain, le pouls était encore faible et irrégulier ; le malade expectorait des *crachats sanglants.* Cette hémoptysie persista cinq ou six jours ; elle était accompagnée d'un certain sentiment de gêne dans les inspirations profondes.

Au mois d'octobre suivant, M. X..... revient à Paris ; il marche avec difficulté, le membre inférieur droit étant encore tuméfié ; sur le trajet de la saphène on sent un cordon induré : exposé à l'air, le membre se refroidit facilement, et présente des marbrures violacées. Le malade est obligé de se tenir chaudement enveloppé de flanelle.

Sous l'influence d'un repos presque absolu, et de quelques frictions stimulantes, le membre diminue peu à peu de volume, et la marche devient plus facile. Cependant, d'après les recommandations de M. Vidal, le malade ne prenait que fort peu d'exercice.

Le 14 novembre, M. X..... sort à pied, éprouve un refroidissement, et ressent une douleur contusive au sacrum pendant la nuit ;

l'application d'un sinapisme la fit disparaître pendant la journée ; mais, à sept heures du soir, le malade fut pris d'un sentiment d'anxiété, accompagné d'une douleur vive du côté droit de la poitrine. Il existait *deux points douloureux :* le premier, sous le sein droit ; le second, dans la région dorsale, que le sujet désignait lui-même *comme étant le siége du mal.* Bientôt la douleur devient intolérable ; il se manifeste des accès violents de suffocation. Appelé sur-le-champ, M. Vidal trouve le malade pâle, couvert d'une sueur froide, en proie à une dyspnée extrême ; il se produit une douleur intolérable à chaque mouvement respiratoire. Cet état se prolonge pendant quinze minutes environ. Des boissons stimulantes (sirop d'éther) raniment le malade, et deux applications de chloroforme rendent le point de côté supportable. On administre alors 20 centigrammes d'opium à doses fractionnées ; on réussit ainsi à procurer un peu de calme au malade.

Le 15. Dyspnée intense ; râles crépitants vers le tiers inférieur et postérieur du côté droit de la poitrine ; matité correspondante ; mouvement fébrile. — On applique sur le point affecté des ventouses scarifiées.

Le 16, pendant la nuit, le malade a rendu des crachats de sang presque pur.

Le 17, le mouvement fébrile a disparu ; mais l'hémoptysie persiste.

Le 24. L'expectoration ne contient plus que quelques stries de sang ; deux jours plus tard, l'hémoptysie avait complétement cessé.

Les accidents inflammatoires du côté des veines s'étant renouvelés, on prescrivit le repos avec extension du membre sur un plan incliné ; des frictions furent pratiquées avec l'onguent napolitain, et le malade prit une bouteille d'eau de Vichy par jour.

Grâce à cette médication énergique, tous les accidents se dissipèrent ; aujourd'hui M. X..... est en pleine convalescence.

Bien que le diagnostic soit toujours douteux, pour ce qui touche aux embolies pulmonaires, dans le cas où l'autopsie ne vient pas confirmer les prévisions de l'observateur, nous croyons que chez le sujet dont nous venons de raconter l'histoire, il est difficile de ne point admettre la migration d'un caillot primitivement situé dans la veine enflammée. L'invasion brusque des accidents, la dyspnée sans obstacle au passage de l'air dans les bronches, enfin la sensation très-nettement prononcée d'un corps étranger, sensation notée à plusieurs reprises par les auteurs allemands, nous paraissent offrir à cet égard des preuves d'un grand poids : et l'apparition subséquente d'une apoplexie pulmonaire est entièrement en rapport avec ce que l'on pouvait attendre et de la nature des lésions, et du tempérament du malade.

On voit que les individus qui ont une fois subi de pareils accidents sont fort exposés aux récidives, tant que l'oblitération veineuse ne s'est point dissipée : dans le cas présent, la disposition anatomique des parties enflammées était évidemment de nature à faire prévoir des rechutes. La saphène interne étant complétement oblitérée jusqu'à son embouchure, c'est évidemment sur le prolongement de caillot, qui pénétrait dans les veines fémorales, que devait agir le courant sanguin : deux fois de suite le caillot a été décapité pour ainsi dire, et chaque fois des accidents de suffocation en ont été la conséquence.

On voit par là qu'il ne faut jamais désespérer de la guérison, même en présence des symptômes d'une obstruction de l'artère pulmonaire, portés au plus haut degré d'intensité ; on voit aussi qu'on ne peut obtenir une guérison durable, qu'à la condition de modifier la crase du sang, et de le rendre moins susceptible de se coaguler. Aussi l'emploi des fluidifiants, qui ont obtenu, chez le malade qui nous occupe, un si grand succès, est-il le seul mode de traitement rationnel que nous possédions jusqu'à présent.

H. *Cancer.*

Nous avons déjà fait observer que les vaisseaux qui traversent des foyers gangréneux et des tumeurs encéphaloïdes deviennent quelquefois le point de départ d'une embolie rétrograde; mais les tumeurs cancéreuses agissant par compression sur les veines, sans pénétrer dans leur cavité, peuvent y déterminer la thrombose, et par conséquent l'embolie. M. le Dr Morel (de Strasbourg) a publié un fait qui présente un exemple curieux de ce genre d'oblitérations (1); nous en donnons ici le résumé :

OBSERVATION XXVIII.

Cancer de l'utérus ; compression de la veine iliaque gauche ; thrombose et embolie pulmonaire.

Femme de 34 ans, morte d'un cancer de l'utérus, dans le service de clinique chirurgicale.

La matrice, qui offrait un développement énorme, avait comprimé la veine iliaque gauche : une coagulation du sang s'était produite en conséquence. En ouvrant la veine cave inférieure, on trouva, vers la partie supérieure, un long caillot unique et décoloré, dont le sommet lisse et légèrement arrondi correspondait au bord postérieur du foie, et dont la base, offrant une surface irrégulière et déchiquetée, descendait à 1 centimètre au-dessous de la veine rénale gauche. Il envoyait dans celle-ci un prolongement qui pénétrait jusque dans les divisions de troisième ordre. Ce caillot, qui ne remplissait pas la veine, n'adhérait qu'à la paroi gauche.

A 25 millimètres plus bas, on voyait un autre caillot, dont l'extrémité supérieure était large, arrondie et lisse; il remplissait toute la

____

(1) *Gazette hebdomadaire,* 1859, p. 216.

portion inférieure de la veine cave, et descendait jusque dans la veine iliaque primitive gauche, pour se terminer dans la fémorale.

L'artère pulmonaire présentait dans deux de ses rameaux un bouchon fibrineux blanc, ferme et résistant, et qui correspondait sous tous les rapports au caillot supérieur de la veine cave. Les branches oblitérées étaient l'artère supérieure du lobe supérieur et l'artère moyenne du lobe inférieur. Le reste du vaisseau ne contenait qu'un caillot d'origine récente.

Nous croyons pouvoir rapprocher de cette observation (au point de vue étiologique bien entendu) le fait remarquable publié par M. Fritz, sous ce titre : *Obturation métastatique des artères pulmonaires* (1). Nous allons en donner le résumé :

OBSERVATION XXIX.

Arthrite purulente du genou; thrombose de la veine iliaque externe; caillots décolorés dans l'artère pulmonaire.

Une femme âgée ayant succombé aux suites d'une arthrite purulente du genou, M. Fritz, en pratiquant l'autopsie, trouva les petits rameaux de l'artère pulmonaire oblitérés sur plusieurs points par des caillots décolorés. Un examen attentif du système veineux fit découvrir un thrombus d'ancienne formation dans la veine iliaque externe, où il s'étendait par en haut jusque vis-à-vis de l'embouchure de la veine hypogastrique. A ce niveau, ce caillot se terminait brusquement par une surface aplatie, à bords tranchés ; puis, 2 centimètres plus bas, on rencontrait, dans la veine iliaque primitive, une masse fibrineuse décolorée, dont la base plane et elliptique *s'adaptait exactement à l'extrémité supérieure du caillot de l'iliaque externe.*

---

(1) *L'Union médicale,* 5 mars 1857.

Cette masse fibrineuse n'était rattachée au caillot principal que par un coagulum mou, noir, et de formation évidemment très-récente.

La formation du caillot dans la veine a paru résulter de la compression qu'exerçait sur ce vaisseau une masse indurée, composée de ganglions lymphatiques hypertrophiés. En effet, la veine se trouvait aplatie sous la pression : on conçoit fort bien, dès lors, qu'une coagulation ait pu s'y produire, par suite de la stase sanguine qui devait résulter d'un pareil obstacle à la circulation.

Les deux faits qui viennent d'être rapportés semblent démontrer qu'une simple pression longtemps exercée sur un gros vaisseau, sans aucune altération de ses parois, peut quelquefois amener la formation d'un thrombus, et devenir le point de départ d'une embolie. Dans l'observation 13, un mécanisme semblable paraît avoir présidé au développement du caillot oblitérant.

K. *Opérations chirurgicales.*

La phlébite qui trop souvent accompagne les grandes opérations chirurgicales peut, elle aussi, donner naissance aux accidents que nous venons de décrire : il y aurait même lieu de se demander si, dans quelques cas, les abcès dits *métastatiques* du poumon ne seraient pas des embolies capillaires.

M. le Dr Burrows a signalé des cas dans lesquels un pansement trop serré avait amené une phlébite chez des amputés qui ont succombé à des embolies pulmonaires, conséquences de l'oblitération veineuse.

L. *Maladies du cœur droit.*

Le système veineux ne jouit pas exclusivement du privilége de lancer des caillots migratoires dans la circulation pulmonaire. Il est évident que le ventricule droit, semblable à son congénère, peut quelquefois expulser les débris fibrineux dont il est le siége, et créer ainsi des obstructions artérielles. Le fait est cependant assez rare, surtout si l'on établit un parallèle entre le cœur gauche et le cœur droit ; nous savons en effet combien les affections du premier sont plus fréquentes et plus étendues que les maladies du second.

Lorsque des parcelles fibrineuses se détachent du cœur droit, elles sont ordinairement d'un très-petit volume, et vont en conséquence se loger dans les capillaires. Dans l'observation suivante, que MM. Charcot et Vulpian ont bien voulu nous communiquer, le point de départ était une affection valvulaire du cœur droit.

OBSERVATION XXX.

Endocardite ulcéreuse à forme typhoïde ; embolies capillaires du poumon.

Le nommé V..... (Alphonse), âgé de 27 ans, plombier, entre à l'Hôtel-Dieu le 4 novembre 1861, salle Sainte-Jeanne, n° 5, dans le service de clinique médicale dirigé par M. Vulpian, suppléant.

Cet homme, qui assure avoir toujours joui jusqu'à présent d'une bonne santé, et qui n'avait jamais eu de douleurs articulaires, a subi, dans ces derniers temps, des fatigues excessives, en soignant sa femme, atteinte d'une maladie grave.

Le 30 octobre, il a été pris d'un violent frisson, suivi d'une céphalalgie intense et de douleurs lombaires ; point d'épistaxis. Un purgatif et un vomitif n'ayant point amené d'amélioration, le malade entre à l'hôpital.

Le 5 novembre, on trouve le malade dans le décubitus dorsal. Face pâle, pommettes colorées, pupilles contractées ; peau chaude et recouverte d'une sueur visqueuse. L'intelligence n'est pas très-affaiblie, la mémoire est encore assez bonne ; il y a un peu de difficulté de la parole. Prostration considérable. Bien qu'il n'y ait pas une stupeur très-prononcée, l'ensemble de la physionomie paraît indiquer un état typhoïde.

Langue sèche, fendillée ; bouche pâteuse ; inappétence, soif. Ventre très-ballonné ; véritable tympanite. Pas de taches rosées lenticulaires. Vomissements après chaque ingestion, de quelque nature qu'elle soit ; constipation prononcée.

Les urines contiennent beaucoup d'albumine.

Pouls plein et fréquent, 120 à 130 pulsations.

Le cœur ne paraît point avoir augmenté de volume ; point de palpitations : vers le milieu de la région précordiale, bruit de souffle très-fort, dont il est difficile de préciser le moment.

Dyspnée très-marquée ; râle sous-crépitant fin à la base des deux poumons ; râles sibilants en avant. Sonorité à peu près normale dans toute l'étendue des parois thoraciques.

Les jours suivants, l'état du malade s'aggrave de plus en plus.

A partir du 7 novembre, on est obligé de le sonder ; l'urine ne contient plus d'albumine.

Le 8. Stupeur prononcée ; ne se rappelle plus ce qu'il a fait la veille ; pas de délire ; céphalalgie aiguë : il se trouve étourdi lorsqu'il est assis.

Pouls veineux très-marqué des deux côtés du cou ; veines sous-cutanées des bras, des jambes et des parois abdominales très-développées. Pouls fort, légèrement bondissant : 128 pulsations. Pas de sensation de palpitation ni d'étouffement.

Ventre moins ballonné ; vomissements bilieux ; persistance des autres symptômes.

La rate ne paraît point avoir augmenté de volume ; toutefois l'examen est difficile, à cause de la pneumatose intestinale.

Pendant les jours suivants, l'état du malade s'est aggravé de plus en plus ; il s'est manifesté du délire nocturne ; enfin la mort est survenue le 12 novembre.

Autopsie. Le cœur est un peu augmenté de volume ; il n'existe point de traces d'une péricardite récente. L'endocarde des cavités gauches est parfaitement sain ; les valvules sigmoïdes et mitrales sont exemptes de lésions.

L'endocarde qui tapisse les parois des cavités droites n'est pas altéré; les valvules semi-lunaires de l'artère pulmonaire sont saines; la valve postérieure de la valvule tricuspide est saine également : la valve postérieure, au contraire, est très-altérée dans sa moitié interne; sur ce point, elle est très-épaissie, inégale, ramollie, et, près du bord libre, on voit une ouverture irrégulière, d'un demi-centimètre de diamètre environ, d'origine évidemment récente; le tissu de la valvule, au voisinage de cet orifice, n'offre plus qu'une faible résistance; il existe de petites végétations fibrineuses à ce niveau; il en existe une en particulier, plus volumineuse que les autres, qui s'attache au bord de l'orifice par un pédicule étroit, et qui se trouve insérée sur la face ventriculaire de la valve : lorsqu'elle est renversée sur l'orifice, elle peut le boucher.

Les deux poumons contenaient un très-grand nombre d'abcès de petites dimensions, dont les plus volumineux ne dépassaient point le volume d'une noisette. On y rencontre en même temps de nombreuses ecchymoses disséminées dans le parenchyme de l'organe, et sur quelques points, de petits noyaux d'apoplexie pulmonaire. Les ramifications terminales de l'artère pulmonaire renferment des cylindres fibrino-purulents.

Il n'existe point d'abcès, ni dans le foie, ni dans la rate, ni dans les reins.

Les plaques de Peyer et les follicules intestinaux n'offrent pas la moindre altération.

On peut se demander si les abcès rencontrés dans le parenchyme pulmonaire du malade dont nous venons de rapporter l'histoire n'étaient point le résultat d'une infection purulente; mais l'absence de tout foyer de suppuration permet de repousser cette hypothèse. Nous croyons donc, avec les savants auteurs de l'observation, qu'il faut attribuer à des embolies capillaires la formation de ces abcès *métastatiques*; la présence de végétations fibrineuses implantées sur les valvules du cœur droit, et de cylindres semi-purulents dans les dernières ramifications de l'artère pulmonaire, justifient suffisamment cette manière de voir.

L. *Causes diverses.*

Si des concrétions sanguines ou des débris de tissus dégénérés forment dans l'immense majorité des cas le noyau de la coagulation pulmonaire, chez les sujets qui succombent à l'embolie, il est des cas tout à fait exceptionnels, où des phlébolithes, des entozoaires, ou d'autres corps étrangers, ont été trouvés dans l'arbre vasculaire des poumons; ce dernier genre d'accidents est plus commun chez les animaux que chez l'homme. M. le professeur Andral a vu le ventricule droit et l'artère pulmonaire d'un marsouin remplis d'entozoaires, et chez un homme, mort à la Charité, on trouva des acéphalocystes dans les veines pulmonaires (1).

M. Davaine (2), dans son excellent ouvrage sur les entozoaires de l'homme et des animaux, a rassemblé quelques observations de ce genre : sur 4 cas cités par cet auteur, il en est 2 où la mort fut subite ou presque subite; dans les 2 autres, la vie s'est prolongée quelque temps; elle a même duré trois jours dans l'observation rapportée par Wunderlich. — L'origine de ces entozoaires est très-variable : tantôt ils proviennent du cœur lui-même ou de l'artère pulmonaire; tantôt ce sont des kystes hydatiques du foie ouverts dans la veine cave inférieure.

N'oublions pas, enfin, que l'air introduit dans les veines se comporte comme une véritable embolie; parvenu dans l'oreillette et le ventricule droit, il les soumet à une distension forcée; dans les rameaux de l'artère pulmonaire, il joue le rôle d'un obstacle au cours

---

(1) *Anatomie pathologique*, t. II, p. 413.

(2) *Traité des entozoaires et des maladies vermineuses de l'homme et des animaux*, p. 213.

du sang, grâce à la propriété bien connue des gaz, de ne jamais
circuler dans des tuyaux étroits simultanément avec des liquides.

Nous croyons avoir pleinement démontré que l'oblitération de
l'artère pulmonaire, avec toutes ses conséquences, peut résulter du
transport d'un caillot développé sur un point quelconque du système veineux ; cet accident, nous croyons pouvoir l'affirmer, est non-
seulement possible, mais encore plus fréquent qu'on ne l'avait supposé jusqu'ici. Dix ans se sont à peine écoulés depuis que l'attention
du public médical s'est dirigée sur ce point, et déjà quelques cen-
taines d'observations sont acquises à la science : l'avenir ne pourra
qu'en grossir le nombre.

Mais nous n'avons envisagé jusqu'à présent qu'un seul côté de la
question ; il est indispensable de l'examiner sous toutes ses faces.
Les causes qui ont amené la thrombose dans le système veineux ne
peuvent-elles point donner naissance à des coagulations nées sur
place, dans l'artère pulmonaire ? Cette opinion, soutenue avec talent
par le Dr Humphrey (1) dans un mémoire récent, repose sur plusieurs
observations personnelles à l'auteur ; c'est d'ailleurs un retour aux
anciennes idées. M. le Dr Humphrey est d'ailleurs un esprit trop
distingué pour nier la possibilité des embolies pulmonaires ; mais il
attache évidemment peu d'importance à la doctrine de la migration
des caillots ; il préfère attribuer la formation des obstructions pulmonaires à des causes générales agissant localement.

L'instantanéité des accidents mortels a fait supposer dans bon
nombre de cas que le déplacement d'un obstacle solide, venant boucher le tronc pulmonaire, pouvait seul expliquer une mort aussi im-
prévue. A cet égard, M. Humphrey rappelle les vues fort ingénieuses
de Paget. Les coagulums pulmonaires, dit-il, peuvent exister longtemps sans révéler leur présence par des signes bien manifestes ;

---

(1) *On the coagulation of the blood in the venous system during life;* Cambridge,
1860.

l'obstruction n'étant jamais bien complète, le sang continue à se frayer un passage; la circulation générale étant un peu retardée, la circulation pulmonaire un peu accélérée, l'équilibre se maintient ; mais, lorsque le malade, habituellement immobile dans son lit, vient à faire un effort brusque, la quantité de sang oxygéné qui circule dans les vaisseaux se trouve tout à coup insuffisante pour stimuler le cœur : une syncope mortelle en est la conséquence.

Cette manière de voir n'est pas sans quelque fondement ; on trouve en effet dans plusieurs mémoires des cas où l'artère pulmonaire était oblitérée par des coagulums sanguins, sans qu'il fût possible d'attribuer l'origine de ces tampons fibrineux a des caillots migratoires.

Dans un travail fort intéressant sur l'obstruction et l'inflammation des artères pulmonaires, M. le Dr Kidd (1) rapporte un cas de ce genre : il s'agit d'une femme récemment accouchée, qui, à la suite d'une imprudence, mourut presque subitement avec tous les symptômes d'une obstruction pulmonaire. A l'autopsie, on trouva un caillot blanc dans le tronc principal et les branches de bifurcation de ce vaisseau ; un autre caillot blanc remplissait le ventricule droit. M. Kidd attribue ces lésions à une inflammation *urémique* de l'artère pulmonaire ; effectivement, les reins étaient malades. Malheureusement les veines n'ont pas été examinées.

La même objection ne pourrait cependant pas être adressée aux observations fort intéressantes de M. le professeur Simpson, dont nous donnons ici le résumé succinct (2).

____

(1) *Dublin quarterly journal of medical science*, t. II, p. 375.

(2) *Obstetric memoire and contributions*, t. II, p. 34.

OBSERVATION XXXI.

Mort subite peu de jours après l'accouchement ; oblitération de l'artère pulmonaire ; rien dans les veines.

Une dame, âgée de 34 ans, accouche le 18 août 1851 ; le travail
fut facile et naturel. Tout alla bien jusqu'au 30 ; elle marchait et paraissait en bonne santé. Ce jour-là, en s'habillant, elle tomba sur
son lit ; d'après le rapport de la garde, elle eut un peu d'écume à la
bouche, éprouva quelques mouvements convulsifs de la face, pro-
nonça quelques mots d'une voix faible, se renversa sur le dos, et
mourut : tout cela dura à peine quelques secondes. A l'examen né-
croscopique, on trouva les parois musculaires du cœur pâles et
minces, principalement celles du ventricule droit : ce ventricule
contenait un peu de sang noir. Les deux branches de l'artère pulmonaire contenaient des caillots de sang qui remplissaient presque
complétement le calibre des vaisseaux. Les principaux caillots avaient
environ 1 pouce et quart de long ; ils étaient d'une texture ferme, et
dans quelques points, légèrement adhérents à la paroi vasculaire.
En suivant les divisions de l'artère pulmonaire, d'autres caillots, en
grand nombre et présentant les mêmes caractères que les précédents,
le volume à part, furent trouvés jusque dans les plus petites ramifications. Ainsi que nous l'apprend M. Simpson, cette autopsie fut
faite sous les yeux du Dʳ Paget. On s'assura qu'il n'existait point de
caillots dans les veines.

OBSERVATION XXXII.

Mort subite peu de jours après l'accouchement ; caillots anciens dans l'artère
pulmonaire ; rien dans les autres vaisseaux.

Une dame accouche heureusement de son troisième enfant, le
4 juillet 1853. L'état fut très-satisfaisant pendant les huit premiers

jours qui suivirent. Dans l'après-midi du huitième jour, à deux heures, elle fut visitée par son médecin, qui la trouva très-bien et dans d'excellentes dispositions. Un peu avant cinq heures, *elle se plaignit d'une légère douleur siégeant dans l'une de ses cuisses.* La malade attribua cette douleur à la position qu'elle avait gardée depuis longtemps. Elle se trouva soulagée en s'asseyant et *se donnant un peu de mouvement pour uriner,* suivant ce que rapporte la garde ; au moment où elle reprenait la situation horizontale, elle pâlit tout à coup et s'écria : «Oh ! je meurs !» Un médecin du voisinage fut immédiatement appelé et arriva dix minutes après l'accident ; il nota les phénomènes suivants : Le pouls est insensible ; pâleur extrême, respiration difficile ; la mort eut lieu trente-cinq minutes après le début de l'attaque.

Autopsie vingt-quatre heures après la mort. Tous les viscères sont sains, à l'exception du foie qui est un peu volumineux. Il y a des calculs dans la vésicule biliaire. Le cœur paraît sain ; cependant le tissu musculaire de ses parois est un peu pâle. Les artères pulmonaires sont distendues par des caillots cylindriques, résistants et fermes. *Dans aucun autre vaisseau on ne trouve de caillot.*

La veine cave inférieure est vide, et ses parois sont revenues sur elles-mêmes. *Les artères pulmonaires sont saines ;* les caillots qu'elles renferment sont formés de couches superposées comme ceux qu'on rencontre dans les cavités anévrysmales ; *mais ils n'adhéraient pas aux parois du vaisseau.* Les couches extérieures étaient d'une consistance plus ferme que la partie centrale ; celle-ci était d'une couleur plus foncée, elle était plus molle et apparemment de date plus récente. On sut plus tard qu'avant l'accouchement *la cuisse et la jambe gauche de la malade avaient été très-enflées ;* ce gonflement avait diminué graduellement après l'accouchement, et après la mort les deux membres inférieurs ne présentèrent aucune différence de volume.

Les faits rapportés par un observateur tel que M. Simpson ont une valeur que personne ne sera tenté de contester. Nous admettons donc, avec l'éminent professeur, que chez les femmes dans l'état puerpéral des coagulations *autochthones* peuvent se former dans l'artère pulmonaire ; nous l'admettons d'autant plus volontiers, que les savants distingués dont nous venons de citer les opinions ne contestent nullement la réalité des embolies pulmonaires. Dans une question de ce genre l'éclectisme est une nécessité pour tous les esprits vraiment philosophiques ; il s'agit seulement de faire à chaque genre de lésions la part qui lui revient. C'est à l'avenir qu'il appartient de juger la question ; nous ne possédons pas encore les éléments d'une bonne statistique à ce sujet.

CHAPITRE IV.

Symptômes et diagnostic des embolies pulmonaires.

Ainsi que nous l'avons démontré plus haut, la mort subite est assez souvent le résultat des embolies pulmonaires ; cependant la plupart des sujets survivent quelques heures, quelques jours, et même quelques semaines, à cet accident. Il s'établit alors une lutte, qui parfois se termine par la guérison du malade ; et l'observateur assiste à un spectacle que nous allons décrire aussi rapidement que possible.

Tout obstacle apporté à la circulation pulmonaire doit évidemment se traduire au dehors par deux ordres de signes : nous savons, en effet, qu'au point de vue physiologique, une distension exagérée des cavités droites du cœur, un arrêt plus ou moins absolu de l'hématose, en sont les conséquences immédiates. On voit alors surgir un ensemble de phénomènes dont les uns, suivant la remarque de Virchow, se rattachent à la syncope, tandis que les autres se rapprochent de l'asphyxie. D'une part, la faiblesse et la fréquence du pouls, qui peut devenir insensible, après avoir offert dans les premiers instants un développement exagéré ; la tension des jugulaires, les battements d'abord tumultueux et violents, bientôt faibles et précipités du cœur, annoncent un trouble inusité de la circulation générale ; d'une autre part, la dyspnée effrayante, le *besoin d'air* qu'éprouve le malade ; le refroidissement des extrémités, et quelquefois une teinte violacée des téguments (1), indiquent un profond désordre des fonctions respiratoires. La face est pâle ; cependant chez quelques sujets on la voit devenir cyanosée. Un frisson initial accompagne ou précède ces divers accidents ; ce phénomène n'est pas constant ; mais on observe presque toujours un abaissement rapide de la température du corps, qui, dans l'espace de quelques minutes, peut dépasser 1 ou 2 degrés centigrades (2). Il n'y a point de *toux*, ni d'*expectoration*, du moins à la première période ; plus tard, si le malade vit assez longtemps pour permettre aux affections consécutives de se développer, on en pourra constater les signes habituels.

Ainsi, dans les premiers instants, c'est l'asphyxie qui domine la situation ; cependant l'air pénètre librement dans les tuyaux bronchiques : il s'agit donc d'une asphyxie toute spéciale, dont les caractères singuliers sont le signe pathogmonique de la maladie. Une respiration courte et sacadée, quelquefois interrompue pendant plusieurs secondes (3), coïncide avec une dyspnée des plus violentes, qui s'exaspère par les mouvements spontanés. L'agitation du malade est extrême ; mais la netteté de l'intelligence est parfaitement conservée.

Un état si violent ne saurait se prolonger longtemps sans amener la mort ; mais, dans la majorité des cas, les organes semblent s'habituer provisoirement à la gêne qui leur est imposée ; les suffoca-

---

(1) Voir l'obs. 1re du mémoire de Baron.
(1) Cohn, *op. cit.*, p. 284.
(2) *Op. cit.*, p. 280.

tions s'apaisent, les battements du cœur deviennent plus réguliers, et le malade éprouve un bien-être relatif; tout à coup, une crise nouvelle se déclare, pour se dissiper bientôt à son tour. C'est ainsi que plusieurs accès peuvent se manifester successivement, à des intervalles plus ou moins éloignés; c'est sans doute aux déplacements du caillot qu'il faut attribuer ces rémissions et ces exacerbations inattendues : logé d'abord sur un point, sa présence finit par y être tolérée; mais bientôt une nouvelle migration provoque des oblitérations nouvelles, et reproduit un second accès, identique au premier.

Enfin les forces de l'organisme s'épuisent; les battements du cœur s'affaiblissent graduellement, une sueur visqueuse inonde toute la surface du corps, et la mort survient, tantôt brusquement, tantôt après une lente agonie.

Il est digne de remarque que l'auscultation et la percussion ne fournissent en général aucun renseignement sur l'état de l'appareil respiratoire; les bruits qu'on y entend parfois se rattachent aux états antérieurs à l'obstruction des vaisseaux. On a cependant noté, dans quelques cas, un murmure vésiculaire très-rude (1); s'agirait-il d'un phénomène de compression?

Malgré le caractère entièrement négatif de ces données, il n'est pas inutile de les constater; n'est-ce pas, en effet, un singulier spectacle que celui d'un malade en proie à un accès violent de suffocation, sans aucun obstacle au passage de l'air dans les poumons? Un pareil état, se produisant soudainement dans l'absence de toute affection chronique du cœur ou des gros vaisseaux, autorise le médecin à soupçonner une obstruction pulmonaire; et s'il s'était manifesté, quelques jours auparavant, un œdème douloureux des membres inférieurs, l'existence d'une pareille lésion deviendrait infiniment plus probable.

____

(1) Klinger, *op. cit.*, p. 376.

Mais, dans les cas où la vie se prolonge, on voit des inflammations consécutives se manifester ; des apoplexies, des gangrènes partielles, envahissent les parties endommagées ; c'est alors que le rôle de l'auscultation commence ; elle permettra souvent à l'observateur judicieux, en constatant les lésions produites, de les rapporter à leur véritable cause. Chose étrange ! le malade a quelquefois conscience de l'obstacle qui s'oppose au cours du sang ; il en indique lui-même le siége, et l'autopsie a toujours confirmé ce singulier diagnostic (1). Dans l'intéressante observation qui nous a été communiquée par M. le D.r Vidal, c'est ainsi que se passaient les choses ; le sujet désignait lui-même à l'avance les points sur lesquels devaient bientôt éclater les accidents consécutifs.

Nous n'avons parlé jusqu'ici que de l'appareil cardio-pulmonaire ; mais le système nerveux participe également aux désordres généraux de l'économie. Dès le début, des vertiges, des troubles visuels, une céphalalgie parfois très-intense, peuvent se joindre aux accidents asphyxiques ; on voit certains malades tomber dans une stupeur profonde, ou s'agiter dans de violentes convulsions ; on a noté, dans d'autres cas, une exophthalmie fort singulière (2) ; enfin une syncope inattendue vient quelquefois terminer l'évolution des symptômes. Il n'est pas sans intérêt de rapprocher ces phénomènes des accidents observés par Virchow chez les animaux soumis à sés expériences ; il a vu se produire des accès d'opisthotonos, des phénomènes convulsifs, une exophthalmie prononcée, une dilatation de la pupille, un arrêt brusque du cœur ; on observe aussi un ralentissement progressif des mouvements respiratoires, qui finissent par cesser entièrement (3). En résumé, le signe le plus

---

(1) Cohn, *op. cit.*, p. 281.

(2) Klinger, *op. cit.*, p. 376.

(3) Ce phénomène fut également observé par M. le D.r Richardson chez un pendu qu'on tenta inutilement de ranimer, bien que la vie ne fût pas complète-

caractéristique de l'embolie pulmonaire est la brusque apparition
d'une dyspnée, dont l'auscultation et la percussion ne peuvent point
révéler la cause. On peut y joindre, comme symptômes accessoires,
le refroidissement de la surface du corps, les troubles de la circulation générale, enfin des troubles nerveux coïncidant avec une
conservation complète de l'intelligence.

Tels sont les phénomènes qui permettent de soupçonner la présence d'un caillot migratoire dans l'artère pulmonaire ; mais, comme
nous l'avons déjà fait observer, ils résultent de l'obstacle mécanique
qui vient barrer le passage au sang : en quoi diffèrent-ils des symptômes déterminés par un polype du cœur, un caillot autochthone
des pomons ? C'est là ce qui nous reste à examiner.

Les concrétions fibrineuses du cœur ont généralement une symptomatologie assez nettement accusée ; la formation du dépôt s'opère
lentement, et la marche des accidents participe à cette lenteur : deux
ou trois jours d'anxiété précordiale préparent l'invasion des phénomènes atteints ; le pouls devient faible, irrégulier, insensible, longtemps avant le début des accès de suffocation qui déterminent la
mort. Les troubles nerveux, bien qu'ils soient à peu près les mêmes
que dans les cas d'embolie pulmonaire, sont en général plus nettement caractérisés, ce qui tient sans doute à une congestion plus
intense du système à sang noir ; il y a souvent du délire, ce qui n'a
presque jamais lieu dans les cas d'obstruction simple de l'artère pulmonaire ; l'ophthalmie, les mouvements convulsifs, l'état comateux
qui précède la mort, symptômes communs à l'une et l'autre maladie,
sont plus prononcés dans le premier cas que dans le second.

On pourra quelquefois profiter des données de l'auscultation et
de la percussion chez les sujets atteints de concrétions du cœur

---

ment éteinte lorsque le médecin arriva auprès de lui ; les mouvements respiratoires se ralentirent peu à peu, et cessèrent complétement au bout d'une
demi-heure. A l'autopsie, on trouva un polype fibrineux du cœur droit.

droit; on a constaté l'amortissement des bruits du cœur (1); un bruit de sifflement ou de piaulement aigu (2); une sonorité exagérée à la percussion (3). Rien de pareil n'existe dans les cas d'embolie; on sait au contraire que l'exploration physique de la poitrine ne fournit en général aucun renseignement.

Nous croyons toutefois que la soudaineté des accidents et la préexistence d'une thrombose périphérique sont les meilleures bases qui puissent servir à formuler le diagnostic d'une embolie veineuse; il faut également tenir compte de l'état général du malade; car si les cachexies qui résultent de la plupart des affections chroniques sont une prédisposition commune aux embolies et aux polypes du cœur, il n'en est pas de même des inflammations franches ni des accidents rhumatismaux. M. le professeur Bouillaud n'hésite pas à poser en loi d'anatomie pathologique « que des concrétions fibrineuses existent constamment chez les sujets qui succombent à une pleuro-pneumonie aiguë, franche, bien caractérisée, et parvenue à son deuxième ou troisième degré » (4). Il en serait de même, à plus forte raison, pour les inflammations du cœur.

Malgré l'importance de ces considérations, aucun clinicien expérimenté ne saurait méconnaître l'immense difficulté que présente, en pareil cas, le diagnostic différentiel; ne voit-on pas souvent les concrétions cardiaques manifester aussi brusquement leur présence que les embolies pulmonaires elles-mêmes? Rien d'ailleurs ne s'oppose, chez les sujets atteints d'inopexie, à la formation simultanée d'un thrombus dans les veines, et d'un polype fibrineux dans le cœur. L'état puerpéral, qui favorise à un si haut degré les coagula-

---

(1) Legroux, thèse, p. 40.

(2) Bouillaud, *Traité des maladies du cœur*, t. II, p. 721, cite MM. Brouc et Desclaux comme ayant insisté sur ce point.

(3) Lavirotte, *Gazette médicale de Lyon*, n° 18, 1855.

(4) *Traité des maladies du cœur*, t. II, p. 708.

tions vasculaires, est la cause la plus fréquente de l'un et l'autre accident. Si l'on ajoute que les végétations globuleuses du ventricule droit peuvent devenir elles-mêmes la source d'une obstruction par déplacement, on comprendra qu'il est impossible d'arriver à la certitude en pareil cas, et que le diagnostic ne peut être fondé que sur des probabilités.

Le tableau suivant présente un résumé des signes qui permettront *quelquefois* de distinguer les obstructions pulmonaires des polypes du cœur droit. Il ne faut point oublier que la valeur de ces symptômes, au point de vue du diagnostic, est loin d'être absolue.

Obstructions de l'artère pulmonaire.	*Polypes du cœur droit.*
1° Début brusque.	Début insidieux.
2° Mort quelquefois subite.	Agonie prolongée dans la majorité des cas.
3° Frisson initial.	Manque complétement.
4° Alternatives de rémission et d'exacerbation.	Progrès continuels des accidents observés.
5° Sensation d'un corps étranger.	Ce symptôme manque complétement.
6° Conservation de l'intelligence.	Délire (quelquefois).
7° Rien à l'auscultation, sauf un peu de rudesse du murmure vésiculaire.	Amortissement des bruits du cœur; bruit de piaulement, de sifflement aigu.
8° Rien à la percussion.	Résonnance exagérée de la poitrine.
9° Coïncidence d'une thrombose périphérique.	Point de thrombose, en général.
10° Apparition d'une inflammation consécutive, d'une apoplexie pulmonaire, d'une gangrène partielle, quelques jours après le début des accidents.	Manque complétement.

S'il est difficile d'établir un diagnostic différentiel entre les concrétions cardiaques et les embolies pulmonaires, nous croyons que la difficulté devient insurmontable lorsqu'il s'agit de distinguer pendant la vie les caillots migratoires des obstructions autochthones des vaisseaux du poumon. Les lésions anatomiques, en effet, sont presque complétement identiques ; la différence ne tient qu'à l'origine et au mode de formation de l'obstacle, qui, dans l'un et l'autre cas, détermine des accidents parfaitement semblables. On ne pourrait se fonder que sur la préexistence d'un œdème douloureux des membres inférieurs, sur l'invasion soudaine des accès de suffocation, sur les oscillations alternatives que présente l'intensité des accidents ; mais nous avons vu que les obstructions autochthones peuvent longtemps demeurer latentes, et ne révéler leur présence qu'au moment où les mouvements du malade exigent une quantité plus considérable de sang oxygéné ; nous savons en outre que l'inopexie, qui détermine des coagulations spontanées dans les veines, peut également en produire au sein de l'appareil vasculaire des poumons. Le diagnostic nous paraît donc impossible en pratique. L'observation suivante, empruntée à M. le Dr Smith (1), jette une vive lumière sur les difficultés que nous venons de signaler ; nous croyons que nos lecteurs nous sauront gré de la reproduire.

OBSERVATION XXXIII.

Mort subite au terme de la grossesse, précédée par une douleur assez vive au côté interne de la cuisse gauche ; caillots blancs, solides, résistants, dans les veines pulmonaires.

Une jeune femme, parvenue heureusement au terme d'une seconde grossesse, se plaignait depuis quelques jours d'une douleur assez vive au côté interne de la cuisse gauche ; il existait une sensibilité exagérée au contact en cet endroit ; pour la soulager on avait prescrit un repos absolu dans la position horizontale.

---

(1) Ce fait intéressant est cité par M. le Dr Richardson, mais sous un titre complétement erroné ; il en parle comme d'un exemple de mort subite par obstruction de l'artère pulmonaire, avec dépôt fibrineux du ventricule droit. On verra, par la lecture de l'observation, qu'il s'agit uniquement d'une obstruction des *veines pulmonaires.*

Le jour même de l'accident, elle se trouvait dans d'excellentes conditions physiques et morales ; elle avait mangé avec beaucoup d'appétit à trois heures et à six heures de l'après-midi : à huit heures du soir, étant couchée sur son lit, elle pousse subitement un cri, agite violemment les bras, et s'écrie : « Oh ! ma tête ! je ne puis plus respirer ! je vais devenir folle ! donnez-moi de l'air ! » Pendant cinq minutes elle fut en proie à une violente dyspnée : la main était appliquée sur la poitrine, la face était livide, les genoux rapprochés du menton. Elle finit par se calmer, et dit à son mari : « Je me séns beaucoup mieux à présent. » En prononçant ces mots, elle expira.

A *l'autopsie*, on trouva le sang noir et fluide dans toute l'étendue de l'arbre vasculaire, excepté dans les veines pulmonaires, qui se trouvaient remplies par des cylindres fibrineux, composés de deux couches stratifiées et renfermant au centre un caillot noirâtre et mou. La consistance de ces concrétions était assez grande pour permettre de les extraire des vaisseaux et de les manier sans les rompre : enfin le cœur gauche était complétement vide, le système artériel remarquablement étroit ; le cœur droit (oreillette et ventricule) était distendu par du sang fluide et noir, et les veines offraient une ampleur extraordinaire ; la veine cave inférieure avait 1 pouce et demi de diamètre. Il n'existait de thrombose nulle part.

On voit que chez cette malade une obstruction des veines pulmonaires a déterminé tous les symptômes de l'embolie artérielle des poumons : la mort avait été presque subite ; les symptômes observés étaient ceux d'une oblitération de l'artère pulmonaire ; enfin l'on pouvait soupçonner l'existence d'un caillot dans la veine fémorale gauche : on aurait donc été parfaitement fondé à formuler un diagnostic que l'autopsie n'aurait point confirmé.

Nous venons d'étudier attentivement, au point de vue clinique, les diverses espèces d'obstructions vasculaires des poumons, pour en faire ressortir les différences et les analogies. Nous ne croyons pas devoir passer en revue les autres affections de l'appareil respiratoire, qui pourraient être confondues avec les embolies : nous croyons qu'une exploration attentive de la poitrine permettra dans la grande majorité des cas d'éviter toute erreur du diagnostic.

Nous ne dirons qu'un mot sur la symptomatologie des embolies capillaires. Dans le cas où il s'agit d'une oblitération pure et simple des vaisseaux, on n'observe que des symptômes fort indécis : le malade tousse et crache; mais l'exploration physique de la poitrine ne peut fournir aucun renseignement sur son état, les lésions étant d'une trop faible étendue; quelquefois il se produit une excavation sanguine, une pneumonie circonscrite : on voit alors se développer les signes de ces diverses affections.

Lorsqu'au contraire les parcelles entraînées par le courant sanguin sont douées de propriétés septiques, on voit survenir des symptômes typhoïdes : l'invasion de la maladie est marquée par des frissons violents, un malaise général et une céphalalgie plus ou moins intense. Bientôt la fièvre s'allume, une agitation plus ou moins vive se déclare, et le délire survient quelquefois ; enfin le malade succombe dans l'adynamie, après avoir souvent présenté, sur le point malade, des signes de pneumonie circonscrite.

CHAPITRE V.

Pronostic et traitement des embolies pulmonaires.

Nous avons vu dans les chapitres précédents que, dans une multitude de circonstances diverses, des caillots peu volumineux peuvent se transporter dans l'artère pulmonaire sans occasionner aucun accident sérieux; c'est ainsi que, dans plusieurs des cas rapportés par Virchow, Klinger et d'autres auteurs, on a pu constater, à l'autopsie, des oblitérations pulmonaires limitées à des rameaux peu volumineux de l'artère, dont l'existence n'avait point été soupçonnée pendant la vie. Les observations 18 et 19 de cette thèse en fournissent également des exemples. Un cas de ce genre s'est récemment présenté à notre observation : chez un phthisique qui, pendant les derniers jours de la vie, offrait de l'œdème des membres inférieurs, nous avons trouvé, à l'autopsie, un caillot blanc, ramolli au centre, adhérent aux parois de la veine fémorale ; et dans plusieurs ramifications pulmonaires, de cinquième et sixième ordre, il existait des caillots blancs, peu volumineux, n'offrant qu'une faible adhérence aux parois artérielles ; aucun symptôme particulier n'avait révélé leur existence pendant la vie.

Lorsqu'on réfléchit d'ailleurs que dans un grand nombre de maladies qui se présentent journellement dans la pratique, il existe inévitablement des coagulations sanguines dans les vaisseaux capillaires du poumon, on comprend aisément que de pareilles obstructions doivent se résoudre sans difficulté.

Lorsqu'il ne s'agit point d'une masse cancéreuse ou putride, dont la présence est toujours une source d'irritation pour les tissus voisins, la gravité de l'accident est subordonnée au calibre des vaisseaux oblitérés ; et comme le diagnostic n'est possible que pour les embolies les plus volumineuses, on comprend sans peine comment de pareilles lésions ont dû être envisagées au point de vue du pronostic.

L'oblitération de l'un des troncs principaux de l'artère pulmonaire est en effet l'un des accidents les plus graves qui puissent survenir dans le cours d'une maladie. Il est cependant permis de croire que des cas fort graves, dans lesquels l'obstacle occupait une branche de premier ordre, ont pu quelquefois se terminer d'une manière favorable. Il existe en effet des cas où les accidents les plus menaçants ont subitement cessé pour faire place au rétablissement complet de l'état physiologique. L'incertitude qui pèse toujours en pareil cas sur le diagnostic ne permet jamais d'affirmer, d'une manière positive, qu'un caillot déposé dans l'artère pulmonaire a été résorbé ; mais cette hypothèse a souvent toutes les probabilités en sa faveur : l'observation suivante, qui appartient à M. le Dr Jacquemier, présenterait, selon toute apparence, un exemple de guérison dans un cas d'embolie pulmonaire (1).

OBSERVATION XXXIV.

Mme C....., âgée de 20 ans, grande, bien conformée, d'une constitution sanguine, d'une santé régulière, primipare, ayant eu une grossesse exempte de complications ou d'incommodités, accoucha naturellement, après un travail d'une durée moyenne et médiocrement pénible, le 12 septembre 1855, d'une fille chétive, à crâne incomplétement développé, qui s'éleva péniblement et succomba, à l'âge de 15 mois, des suites d'une hydrocéphalie chronique.

Les suites des couches suivaient régulièrement leur cours, exemptes de toute complication. Une seule chose troublait parfois le contentement de cette mère, c'est que son enfant, qui n'avait pas pu prendre son sein, prenait assez mal celui de sa nourrice, et le refusait quelquefois pendant des journées entières.

Le douzième jour des couches, à cinq heures de l'après-midi, étant assise dans son lit et causant gaiement avec sa mère en attendant un potage qu'on lui préparait, sans malaise précurseur, sans prodrome d'aucune sorte, elle est brusquement interrompue dans sa conversation, pousse un léger cri d'angoisse en portant ses deux mains à sa poitrine, et tombe sans connaissance sur ses oreillers, comme frappée subitement de mort. Sa mère l'appelle, la secoue ; les gens de la maison s'agitent autour d'elle sans qu'elle donne le moindre signe de vie. Après quelques minutes de confusion, on se hâte de courir chez le médecin le plus rapproché. M. Mialhe, dont la pharmacie est à quelques pas, et un médecin du voisinage, dont

---

(1) Voir Charcot et Ball, *Gazette hebd.*, 1858

le nom m'échappe, arrivent bientôt. Au moment de leur arrivée, de faibles indices de respiration et de connaissance commençaient à se manifester. L'état de la malade ne leur parut pas moins des plus alarmants et tout à fait désespéré : le pouls radial était imperceptible au doigt, le cœur ne faisait entendre que de faibles ondulations ; au lieu d'un pouls syncopal, la figure présentait, au contraire, une coloration et un aspect asphyxique des plus prononcés. Ils s'empressèrent de stimuler les téguments par des frictions excitantes et par des sinapismes, etc.

A mon arrivée, une heure et demie après le début de l'accident, la malade était dans l'état suivant : immobilité dans le décubitus dorsal, la tête et la partie supérieure du tronc un peu relevées par des oreillers ; face tuméfiée et bleuâtre, tuméfaction et coloration plus prononcées aux lèvres ; mains et pieds également tuméfiés, froids et violacés ; respiration courte, peu profonde et anxieuse ; sentiment de suffocation, impression de frayeur, voix à demi éteinte, parole entrecoupée, connaissance entière ; impulsions du cœur étendues, mais molles et onduleuses ; néanmoins double battement distinct, régulier, et sans bruits anormaux ; pouls petit, faible, fréquent, difficile à compter, et disparaissant par moments sous le doigt. Trois fois, dans le courant de la soirée, la perte subite de connaissance s'est reproduite, mais n'a duré que quelques instants, une minute environ. Dans ces moments, la figure, loin de pâlir, était d'une coloration plus foncée ; la respiration et les mouvements du cœur n'étaient pas totalement suspendus, le pouls seul disparaissait.

A dater de minuit, il s'était fait dans l'état de la malade une amélioration sensible et qui se soutenait.

C'est dans cet état que M. Barth, appelé en consultation, vit la malade vers dix heures du matin. Après avoir pris connaissance de ce qui s'était passé et après un examen attentif de la patiente, notre judicieux et savant confrère s'arrêta à l'idée de la présence d'un coagulum sanguin dans le cœur ou dans l'artère pulmonaire.

Bien que la respiration fût encore fort gênée, la parole faible et entrecoupée, la malade pouvait rendre compte des impressions qu'elle avait éprouvées. Sans être avertie par le moindre malaise, elle s'était sentie prise brusquement, en parlant, d'une impression pénible, plutôt pénible que douloureuse, qu'elle ne pouvait pas bien définir et qui avait rapidement envahi toute la poitrine de bas en haut. A partir de cette impression, elle n'avait plus rien senti ni rien entendu, jusqu'au moment où l'on était occupé à lui appliquer les premiers sinapismes. Le temps pendant lequel elle a été sans connaissance n'a guère dépassé douze à quinze minutes, bien que ce temps ait paru beaucoup plus long aux assistants. Dans l'hypothèse très-probable que les accidents étaient déterminés par la présence d'un caillot sanguin dans les branches principales de l'artère pulmonaire, on se demandera si ce caillot s'était formé sur place ou s'il s'était détaché d'un point plus ou moins éloigné, et si l'observation apprend quelque chose à cet égard. Ce que je puis assurer, c'est qu'avant comme après l'accident, il n'y a eu ni dans les membres inférieurs ni dans le bassin aucun indice sensible d'une phlébite obturante.

Le traitement actif, qui n'avait guère consisté jusque-là que dans l'application des révulsifs cutanés et l'administration de liquides stimulants, traitement, du reste, dont les bons effets avaient été sensibles, fut suspendu, et l'on se borna à faire de simples boissons adoucissantes, rendues alcalines.

Pendant les troisième, quatrième et cinquième jours, l'amélioration fut progressive, soutenue, mais lente, et la malade restait toujours dans un état grave. A dater du sixième jour, elle fit des progrès rapides, et, le sixième jour de l'accident, le retour à la santé pouvait être considéré comme complet.

Les accidents relatés dans cette intéressante observation offrent une telle analogie avec les faits que nous avons déjà rapportés, que nous n'hésitons pas à les rattacher à une oblitération de l'artère pulmonaire par des caillots fibrineux.

Dans les cas où l'embolie n'entraîne pas la mort, il faudra, comme nous l'avons vu, s'attendre aux lésions consécutives de toute espèce: on parvient cependant à en triompher, comme nous le voyons par l'observation 27.

Le mécanisme par lequel la mort se produit, dans le cas d'oblitération de l'artère pulmonaire ou de ses principales branches, paraît facile à concevoir. Le côté gauche, ne recevant plus qu'une faible quantité de sang oxygéné, ne tarde pas à être paralysé, et s'arrête dans la diastole, tandis que les cavités droites, distendues par le sang, s'opposent à la liberté de son cours, et provoquent une stase générale de la circulation veineuse. Il y aurait donc, en premier lieu, un arrêt syncopal du cœur; en second lieu, une asphyxie consécutive. Les troubles nerveux, les mouvements convulsifs, l'ophthalmie, sont attribués par Virchow (1) à l'anhématosie; suivant le Dʳ Panum, qui, dans le but d'éclairer cette question, a entrepris sur les animaux des expériences analogues à celles de Virchow, ce serait plutôt à l'anémie des centres nerveux qu'il faudrait attribuer la mort (2).

Les ressources de la thérapeutique, en présence de ces accidents redoutables, ont bien peu d'efficacité.

Les indications qu'il s'agirait de remplir se réduisent à trois points principaux: 1° rétablir le cours du sang par les collatérales; 2° diminuer les congestions locales; 3° favoriser la résorption de l'obstacle.

La première indication est évidemment impossible à remplir; d'ailleurs la structure du poumon s'oppose au rétablissement de la circulation dans un lobe dont le tronc principal est oblitéré.

La deuxième indication semblerait justifier l'usage des émissions

______

(1) *Op. cit.*, p. 316.

(2) *Zeitschift für klin. Medicin*, Band VII, Heft 6.

sanguines ; mais on sait que, chez les sujets atteints d'inopexie cachectique, rien ne favorise davantage la formation de dépôts fibrineux : il ne faut donc pas, pour éviter un danger, s'exposer à un
danger plus grand encore. On comprend d'ailleurs qu'une déplétion
momentanée du système vasculaire ne peut rien contre l'obstacle
qui vient barrer le passage au sang ; la difficulté se représentera donc
sans cesse, et toujours plus menaçante, après chaque saignée. Nous
donnerions donc la préférence à l'application de *ventouses sèches*,
en grand nombre, sur les parois thoraciques ; ce moyen, employé
avec tant de succès par M. le Dr Béhier dans les congestions pas-
sives de la fièvre typhoïde, pourrait souvent procurer au malade un
soulagement momentané. Les applications froides à la région précordiale ont paru quelquefois modérer les accidents ; on a également
conseillé l'emploi de la digitale, mais ses effets se font trop attendre,
pour intervenir en temps utile.

La troisième indication, qui consiste à favoriser la résorption de
l'obstacle, est la seule que nous puissions convenablement remplir.
L'usage des alcalins, depuis longtemps préconisé par Legroux, paraît
apte à remplir le but : en fluidifiant le sang, il prépare la dissolution
du caillot, et s'oppose autant que possible à la formation des thrombus qui pourront devenir les sources de l'embolie ; en favorisant la
combustion des graisses, il facilite la résorption des caillots fibrineux qui auraient déjà subi la régression adipeuse. C'est à ce titre
qu'il peut être utile d'administrer les alcalins, comme moyen pré-
ventif, dans les cas de thrombose, soit récente, soit ancienne. L'observation suivante, que nous devons à l'obligeance de notre
excellent ami et collègue le Dr Sénac, vient à l'appui de nos conclusions.

OBSERVATION XXXV.

Arrêt de la circulation veineuse dans le membre inférieur gauche. Traitement
par l'eau de Vichy; guérison rapide.

Un cultivateur, âgé de 30 ans, et qui avait toujours vécu dans de
bonnes conditions hygiéniques, était sujet, depuis quelques années,
à de violents maux de tête, et à des éruptions aux membres inférieurs, accompagnées de vives démangeaisons, et qui revenaient
chaque hiver.

Pendant le mois de mai 1859, il fut atteint d'une maladie grave,
sur laquelle on ne peut pas obtenir de renseignements précis. Au
mois d'avril, il ressentit, pour la première fois, une douleur vive
dans la région anale; cette douleur était continue, et assez vive pour
gêner considérablement la marche. Cet état durait depuis plusieurs
jours, lorsque le malade fut pris subitement, et pour la première
fois de sa vie, d'une perte de connaissance qui dura environ cinq
minutes.

Effrayé de cet accident, il gardait le lit depuis quelques jours,
lorsqu'il s'aperçut tout à coup qu'il éprouvait une certaine difficulté
à mouvoir le membre inférieur gauche. En l'examinant, on trouva
la cuisse et la jambe énormément gonflées et tout à fait violettes.
Avant l'arrivée du médecin, douze sangsues furent appliquées sur
la cuisse malade. M. le Dr Tixier, de Clermont-Ferrand, qui vit
alors le malade pour la première fois, fit appliquer sur le membre
tuméfié une soixantaine de sangsues en plusieurs fois; les mercuriaux et un vésicatoire volant sur le triangle de Scarpa furent également employés, et au bout de six semaines le malade était assez
amélioré pour se rendre à Vichy.

Lorsque M. Sénac le vit pour la première fois, la marche était
impossible. Le pied, la jambe, et surtout la cuisse gauche, dans sa
moitié supérieure, étaient fortement tuméfiés; nulle part les téguments ne gardaient l'impression du doigt; toutes les veines sous-

cutanées du membre étaient très-développées, et d'autant plus saillantes qu'on se rapprochait davantage du pli de l'aine. En vidant les veines par une pression légère, on ne percevait sur aucun point de la résistance. Vers la partie supérieure du triangle de Scarpa, on constate facilement une résistance diffuse et de la douleur à la pression, surtout sur le trajet des vaisseaux fémoraux ; mais les doigts n'y rencontrent aucun cordon solide ; au reste, la tuméfaction qui existait sur ce point rendait l'exploration difficile.

A droite, la cuisse et la jambe n'offrent rien d'anormal ; seulement il y a de ce côté de la faiblesse, accompagnée de douleurs vagues et d'un sentiment de pesauteur du membre tout entier.

L'urine examinée ne contenait aucun principe anormal.

On prescrivit un régime léger et tonique à la fois ; l'usage de frictions sèches avec un linge rude, de bains à une basse température, pris à l'établissement de l'hôpital, et deux verres d'eau de l'hôpital par jour.

Après six jours de traitement, on eut recours à l'emploi de douches en arrosoir sur le membre malade. Une amélioration notable en fut la conséquence : l'œdème des extrémités inférieures disparut presque entièrement, les veines sous-cutanées reprirent leur volume normal ; seulement il se manifesta un empâtement douloureux au creux poplité.

Le traitement fut arrêté au bout de vingt-sept jours, des signes de saturation s'étant manifestés. A ce moment, le malade marchait assez facilement avec une canne ; les forces étaient revenues ; l'empâtement du creux poplité avait disparu ; seulement il existait un peu de roideur des deux côtés à la fois.

Le malade est revenu deux fois à Vichy pour renouveler son traitement ; il est aujourd'hui parfaitement guéri.

Il s'agit évidemment, dans cette intéressante observation, d'une oblitération veineuse, bien qu'il soit assez difficile d'en préciser anatomiquement le siége. Le traitement a dissipé les symptômes de congestion veineuse que le malade avait présentés. Est-ce en dissolvant l'obstacle qui fermait le passage au sang, ou en développant la circulation collatérale, comme le veut M. le professeur Schutzenberger? En tout cas, ce succès doit encourager les médecins à insister sur le traitement alcalin dans les cas d'oblitération veineuse ; nous rappellerons, à ce sujet, les résultats obtenus, dans un cas analogue, par M. le Dr Vidal (obs. 27).

Le choix de l'agent employé n'est peut-être pas indifférent. Guidé par des considérations théoriques, M. le Dr Richardson donne la préférence au sesquicarbonate d'ammoniaque ; d'autres médecins attribuent une plus grande efficacité au bicarbonate de soude, à l'eau de Vichy, etc. Ce n'est là sans doute qu'une portion accessoire : mais nous pensons, avec M. le Dr Cohn, qu'il importe toujours de tonifier le malade, et de préparer de la sorte une oblitération celluleuse des vaisseaux obstrués, de toutes les terminaisons la plus favorable. Le fer, le quinquina, les aliments toniques, seront donc utilement employés ; par les mêmes motifs, il faut proscrire l'usage des mercuriaux, dont les effets bien connus sont trop à redouter chez les sujets cachectiques.

L'emploi de la digitale, que nous croyons inutile dans la période aiguë des accidents emboliques, peut rendre de grands services, à une époque plus avancée, pour prévenir les récidives.

Enfin il est un conseil pratique, dont l'importance ne peut échapper à personne : c'est de respecter, autant que possible, le repos des sujets atteints de *phlegmatia alba dolens*, de les maintenir *rigoureusement* dans la position horizontale, et d'éviter, sur le trajet des veines enflammées, des explorations trop prolongées, souvent utiles au diagnostic, mais toujours dangereuses pour les malades par les raisons que nous venons de déduire.

CONCLUSIONS.

Nous nous sommes efforcé de démontrer que le déplacement des concrétions sanguines du système veineux , et leur transport dans l'artère pulmonaire, était un phénomène bien plus fréquent qu'on n'est généralement disposé à l'admettre : nous avons cherché à signaler les moyens les plus sûrs de reconnaître ces lésions, lorsqu'elles existent. C'est au lecteur qu'il appartient de peser la valeur de nos arguments; qu'il nous soit permis toutefois de faire observer que pour arriver à une démonstration rigoureuse, il importe de bien classer les matériaux que la science possède aujourd'hui. Il existe des faits certains, des faits probables, et des cas douteux.

Les *faits certains* sont ceux où l'origine étrangère de l'embolie est si clairement indiquée, que le doute n'est plus permis à cet égard. Les débris de tumeurs cancéreuses, les acéphalocystes, les caillots ramifiés qu'on rencontre quelquefois dans le cœur droit, sont pour ainsi dire des expériences instituées par la nature elle-même , pour démontrer la migration des caillots. Nous rangeons dans la même catégorie les cas où l'extrémité anfractueuse d'un tampon fibrineux logé dans l'artère a pu s'adapter exactement à l'extrémité d'un thrombus veineux. Il nous est impossible de ne point apprécier de même les cas où des masses fibrineuses, détachées de leurs adhérences, flottaient librement dans l'intérieur de vaisseaux situés entre la veine oblitérée et le cœur droit. Comment nier, en pareil cas, le déplacement primitif du caillot logé dans l'artère ?

Les *faits probables* sont ceux qui, sans offrir un tel degré de certitude , réunissent les indices les plus frappants en faveur de l'embolie. Nous avons décrit avec soin le mode de terminaison du thrombus veineux, pour nous réserver le droit de conclure à la séparation d'un fragment toutes les fois que son extrémité présenterait une forme anfractueuse. Nous avons étudié les transformations successives de la fibrine coagulée, pour constater autant que possible l'âge des caillots; nous avons décrit les dispositions particulières aux masses emboliques, pour mieux les distinguer des caillots autochthones. Lorsque nous trouverons au sein des vaisseaux pulmonaires des caillots anciens arrêtés sur des éperons vasculaires, entourés de toutes parts de coagulums noirâtres et mous ; lorsque des thrombus situés dans les veines périphériques présenteront des traces évidentes d'une perte de substance ; lorsque l'âge du caillot pulmonaire et celui du thrombus veineux coïncideront parfaitement, nous ne croirons pas commettre un abus de logique en concluant à l'existence d'une embolie pulmonaire.

Si les faits de la première espèce sont destinés à convaincre les incrédules, ceux de la seconde, infiniment plus nombreux, s'adressent aux observateurs impartiaux qui savent apprécier les difficultés d'une démonstration rigoureuse en pareille matière. Il est bien évident que les caillots ne peuvent pas conserver, dans la majorité des cas, les traces évidentes de leur origine : on comprend à merveille qu'un corps aussi fragile ne résiste pas impunément aux causes mécaniques, qui tendent à lui imprimer une forme nouvelle, ni au travail organique qui tend sans cesse à le modifier. Les formes anatomiques ne pourront donc être conservées que dans des circonstances fort exceptionnelles. Il faut donc admettre un autre genre de démonstration, si l'on ne veut pas méconnaître la nature de la grande majorité des obstructions emboliques.

Il existe enfin des cas douteux, dont il faut réserver l'analyse pour une époque ultérieure. Mais il est évident que pour apprécier, même approximativement, le rapport de fréquence entre les caillots migratoires de l'artère pulmonaire, et les concrétions spontanées de ce vaisseau, il faudra continuer longtemps encore à recueillir des faits, pour les soumettre à une critique aussi impartiale que sévère.

Nous croyons, en attendant, pouvoir formuler les conclusions suivantes :

1. Les obstructions de l'artère pulmonaire, dans les cas où il n'existe aucune lésion locale du vaisseau, sont le plus souvent occasionnées par des caillots, primitivement développés dans le système veineux ou le cœur droit.

II. Il est quelquefois possible de reconnaître cet accident pendant la vie.

III. Il est presque toujours possible d'en constater l'existence après la mort.

IV. L'obstruction d'une branche, même assez volumineuse, de l'artère pulmonaire, ne doit point exclure tout espoir de guérison.

V. Abstraction faite des embolies spécifiques, c'est-à-dire cancéreuses, septiques ou purulentes, la gravité du pronostic est subordonnée au volume du caillot migratoire.

EXPLICATION DE LA PLANCHE.

Fɪɢ. 1. — Caillot ramifié dans l'artère pulmonaire (obs. 20).
   E. Caillot embolique.
   A, B, C. Prolongements latéraux.

Fɪɢ. 2. — Veine azygos, chez le même sujet.
   a, b, c. Orifices veineux qui correspondent aux prolongements *A, B, C,* ou
   caillot *E.*

Fɪɢ. 3. — Kyste céphalique d'un caillot oblitérant (obs. 2).
   a. Caillot oblitérant.
   b. Renflement céphalique.
   c. Cavité du kyste.
   d. Veine cave inférieure.
   e. Point où le caillot, jusqu'alors adhérent aux parois vasculaires, commence à devenir libre.

Fɪɢ. 4. — Caillot oblitérant, terminé par un renflement céphalique (obs. 1).
   a. Aorte.
   b. Artère iliaque primitive.
   c. Veine cave inférieure.
   d. Veine iliaque primitive.
   f. Artère iliaque externe.
   g. Caillot oblitérant.
   h. Renflement céphalique.

Fɪɢ. 5. — Coupe longitudinale du renflement céphalique.
   a. Prolongement terminal.
   b. Renflement composé de couches stratifiées.
   c. Cavité centrale renfermant une matière pulpeuse.

SOUS PRESSE.

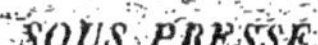

1° **Leçons sur les affections cutanées artificielles,** professées à l'hôpital Saint-Louis, par M. Bazin; recueillies et publiées par M. le Dr Gubbard, ancien interne de l'hôpital Saint-Louis.

2° **Leçons sur les affections génériques de la peau,** professées à l'hôpital Saint-Louis, par M. Bazin; recueillies et publiées par le M. Dr Baudot (Émile), ancien interne, lauréat des hôpitaux, etc.

Paris. — Typographie de RIGNOUX,
rue Monsieur-le-Prince, 81.

ALBUM DU CONSTRUCTEUR

DE

CHAUDIÈRES A VAPEUR

COLLECTION MÉTHODIQUE

DE 165 TYPES DE GÉNÉRATEURS

Présentant les dispositions les plus nouvelles et les plus variées

A L'USAGE

DES INGÉNIEURS, DES CONSTRUCTEURS ET DES PROPRIÉTAIRES D'USINES

PAR

J. LAURENT

Garde-mines principal

Attaché à la surveillance des appareils à vapeur de la Seine

ACCOMPAGNÉE

D'UN RECUEIL DE NOTES EXPLICATIVES GÉNÉRALES ET PARTICULIÈRES

PAR

DUNKEL

Garde-mines, Professeur de l'Association polytechnique

OUVRAGE APPROUVÉ PAR LA SOCIÉTÉ D'ENCOURAGEMENT

TEXTE

PARIS

CHEZ M. LAURENT, 144, RUE DU BAC

ET CHEZ E. LACROIX, LIBRAIRE, 54, RUE DES SAINTS-PÈRES

1873

ALBUM

DU CONSTRUCTEUR DE CHAUDIÈRES

A VAPEUR